血圧心配症ですよ！

おおみや診療所医師
松本光正

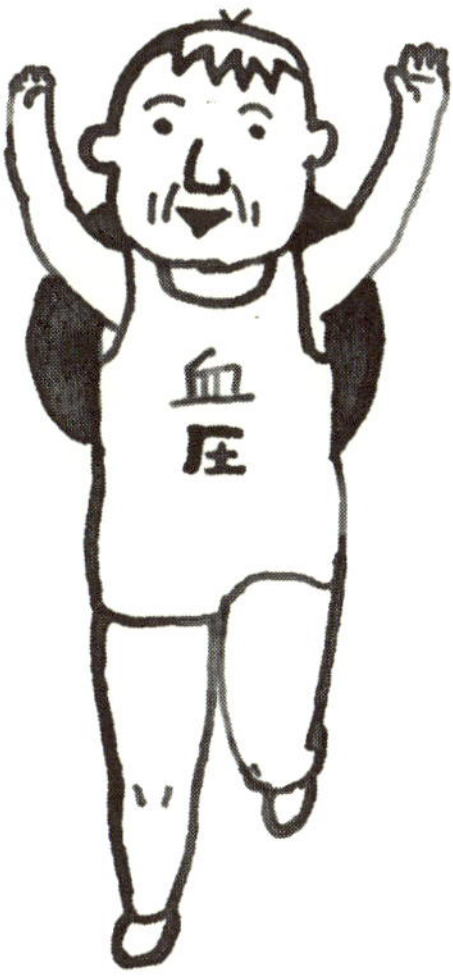

本の泉社

はじめに

世の中、明けても暮れても血圧、血圧です。

朝起きて血圧を測り、ご飯の前に測り、風呂に入る前に測り、風呂から上がって測り、寝る前に測る。ちょっと頭が痛いといって測り、めまいがするといって測り、血圧計がスーパーにあれば、買い物ついでにまた測る。忙しいことです。

そして血圧が１８０にでもなろうものなら、さあ大変。薬、薬と大騒ぎです。ちゃんと勉強しているはずの医師までもが、薬を飲ませて血圧を下げようとする。これはもう異常です。

「血圧は下げないと駄目でしょ?」「毎日血圧を測っちゃいけないの?」と首をかしげた方は、この本を最後までお読み下さい。この状況を変だと思わないあなたは、すでに「血圧心配症」の一人かもしれません。

世間では多くの人が、高血圧は治療しないと倒れるとか、早死にすると信じているようです。まあ、それも無理はないのかもしれません。医療機関を始め、新聞でもテレビでも、「血圧は下げるものだ」と口を揃えて言っているのですから。

それにしても、私達には頭から信じて疑おうとしないことが多々あるものです。「それ本当？目から鱗《うろこ》だよ！」と驚いたことはありませんでしたか？　一度や二度はあったと思います。

私自身、何度自分が信じていたものが、ガラガラと音をたてて崩れたことでしょう。

コレステロール値は下げなくてよいこと、傷口はガーゼで塞《ふさ》ぐと余計に治りが遅くなること、下痢のとき下痢止めの薬を使ってはならないこと……。今まで何の疑いもなくやっていた自分の処置が間違っていた、それどころか、むしろ逆効果だったと知ったときのショックといったらありませんでした。それだけではありません。結核をＢＣＧで予防している国は日本だけ、世界でこんなにしょっちゅう健康診断をしている国も日本だけ……。こういう事実を知ったときは、腰を抜かさんばかりに驚きました。

「血圧を薬で下げている人は、薬を使わない人より脳梗塞《のうこうそく》が二倍多い」という新聞記事を読んだときも、目を疑いました。ただ、この記事はすぐに納得できました。というのも、日頃たくさんの患者さんを診ていて、薬を使わない方がいいのではないかと感じていたからです。自分の勘が間違っていなかったことは嬉しかったですし、また自信が出ました。

しかし今でもなお、世界で行われてない医療が日本で行われ、当然のように大学で講義されています。こういう例は、ひとつやふたつではないのです。数え切れないほどあるのです。

現在、血圧の薬を飲んでいる大部分の方は、薬を飲む必要のない方々ではないでしょうか、というのがこの本のテーマです。

世の中、診察料・検査料・薬代など、医療費は高いです。その高い医療費を、必要もない血圧治療のために払っている人が大勢います。払っているというより、払わせられていると言う方が正確かもしれません。

いちいち血圧を心配せず、飲まなくても良い無駄な薬を買わないだけで、一生の間にどのくらいのお金が浮くでしょう。１００万円、いえ、もっともっと得をします。その分、おいしいものを食べたり、旅行に行ったり、人生を豊かにすることにお金を使うことができるのです！そういうことを伝えたくてこの本を書きました。

ここまで読んで、「うん、その通りだ。今日から薬を飲むのはやめよう」と悟られた方は、この先はもうお読みにならなくても結構です。でも、本はお買い下さいね。そして血圧を下げなくちゃと信じ込んでいるお友達や家族の方に、ぜひ勧めてあげてください。

目次

1月の診察室

2月の診察室

11月の診察室

そもそも血圧とは

ここは○○市にある松本診療所。今日も待合室には、いろんな患者さんが来ています。

その中に、ちょっと小太りの男性がいますね。Kさんです。何だかそわそわとして落ち着かない様子です。

Kさんは定年退職をされた60歳の男性。血圧が高いことを気にして、この松本診療所を訪れました。

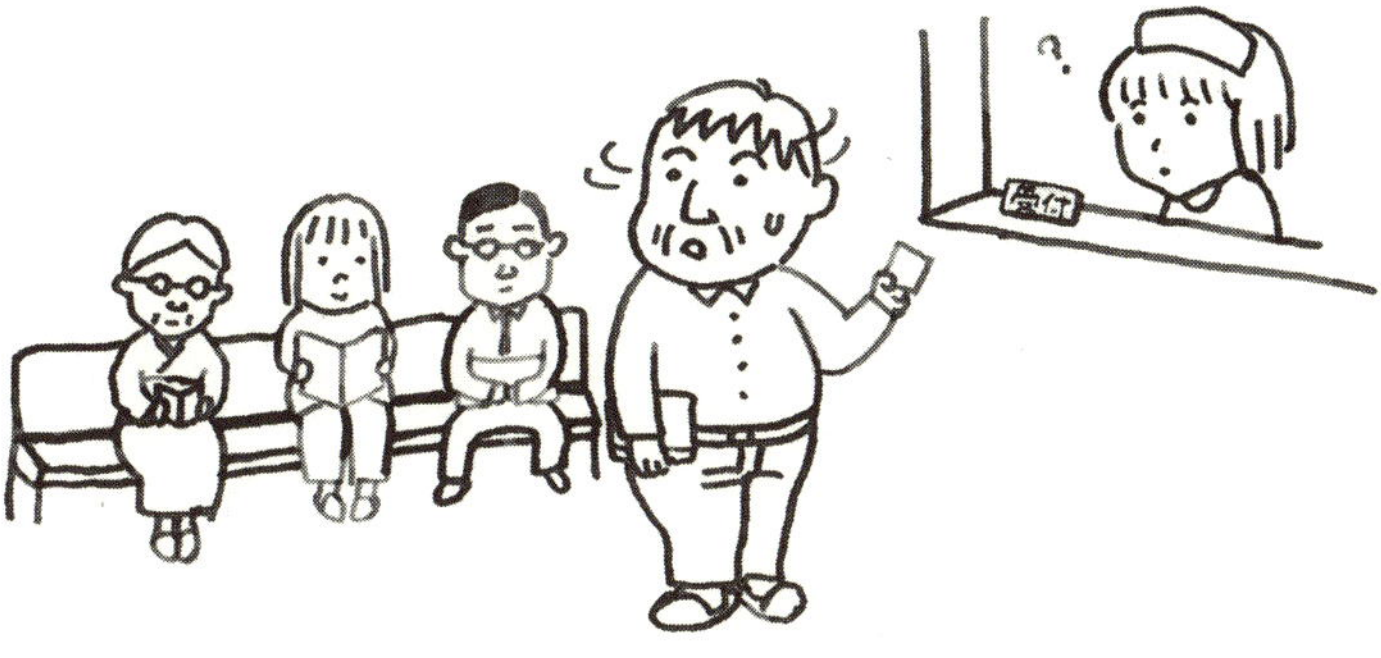

血圧は背の高さで決まる？

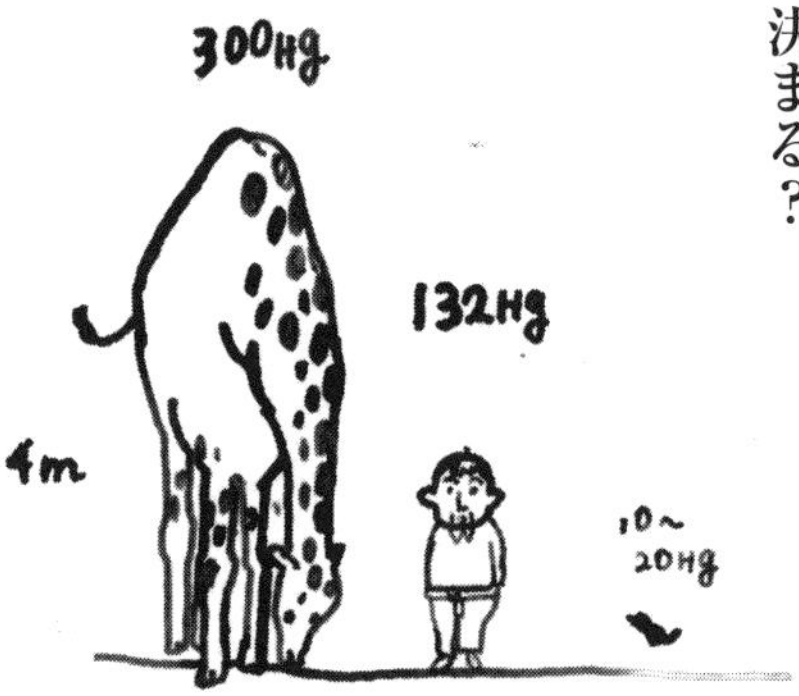

私　次の方どうぞ。やあ、Kさん。久しぶりですね。今日はどうされました？

Kさん　いやね先生、最近どうも血圧が高いようで気になるんです。家内も、心配だから病院で薬をもらって来いって言うもんですから。

私　そうですか。では腕を出してください……。ふむふむ、上が132、下が82。いい血圧じゃないですか。これなら心配ありませんよ。

Kさん　はあ、でも、前に家で測ったときはもっと高かったんですよ。

私　高いといっても、せいぜい150くらいでしょう。

Kさん　そのくらいだったと思います。

私　それなら薬はいりませんよ。

Kさん　変だなあ。どうして先生はいつも「血圧の薬はいらない」って言うんですか。他のお医者さんは、みんな薬を飲みなさいって勧めますよ。前にかかっていたお医者さんなんか、「血圧を下げないと倒れますよ」って、そりゃすごい剣幕で言われました。

私　どうしてみなさん、そんなにやっきになって血圧を下げたいんですかねえ。

Kさん　ええ？　そりゃそうでしょう。血圧が高いままじゃ、いつ倒れるかわかったもんじゃないですから。やっぱり薬を飲んで下げないと。

私　血圧、血圧と心配していますが、そもそも、血圧ってどんなものか知っているんですか？　テレビの健康番組かなにかで「血圧が高いと大変」「血圧を下げないと病気になる」と騒いでいるのを鵜呑《うの》みにして、余計な心配をしているんじゃないんですか？

Kさん　そもそも血圧とは何か、ですか。ウーム、何なんでしょう？

私　悲しいことに、医療関係者でもよくわかっていない人がいるので、ここで少しお話しておきましょう。

　私達の体には血液が流れていますよね。血液はまず、動脈を通って体中の細胞に酸素や栄養分を運びます。そして静脈を通って老廃物などを回収して、また心臓に戻ってくる。こうした〝流れ〟をつくり出してくれているのが、心臓なんです。

Kさん　この私の左胸の下でドクンドクンいってるやつですね。

私　そう、その心臓がポンプのように血液に圧力をかけて、血管へ送り出しているわけです。そして血圧というのは、このときの血液の圧力によって血管壁が押される力のことなんです。
この圧力の強さや弱さというのは、さまざまな要因で決定されています。たとえば、血管の硬さと柔らかさ（血管抵抗）。血管が硬ければ血が流れにくいので、血圧は上がります。
それから心臓から送り出される血液の量（心拍出量）や血液の粘り気、心臓から送り出される血液の流速なんかも関係します。心臓が弱ってポンプ機能が低下すれば血圧は下がりますし、逆にポンプが激しく働けば血圧は上昇する。
こんなふうに、多くの要因が血圧に関係しているんですよ。

Kさん　はあ。何だかいろいろあるんですね。

私　しかもその血圧は、体の姿勢や精神状態、気温、時刻、運動なんかでもすぐに上下します。その上下は瞬間的にも起こるし、ゆっくりと変動することもある。
それからね、血圧というのはだいたい「背の高さ」で決まるんですよ。

Kさん　背の高さで？

私　ええ。私達は直径1万2千キロメートルもある地球という星の上で暮らしているでしょう。そこで生きる生物は、それぞれに地球の重力を体に受けています。**心臓はその重力に逆らって、**

頭のてっぺんまで血液を送り込まなければならない。だからその体に見合った圧力をかけて血液を送り出す必要があるんです。

たとえば、背が高いキリンの血圧の平均は、だいたい300ミリエイチジー（Hg）以上です。

Kさん　ひやあ！　よくそんな高血圧で生きていられるなあ。

私　それぐらいないと頭のてっぺんまで血液を送れないんですよ。キリンの心臓が地面から2メートルくらいの所にあるとしたら、頭は4メートルくらいの所でしょう。その高さまで血液を送るには、高い圧力をかけないと頭の隅々まで届かない。だからキリンの血圧は高いのです。

水銀で測った場合で260ミリエイチジーありますから、血液、つまり水だとその13倍です。300×13＝3900ミリエイチジー。つまり、血液を3メートル90センチの高さにまで吹き上げるほどのものすごい圧力で血液を回しているということです。

一方、ネズミは頭と心臓がほぼ平行ですから、重力の影響をほとんど受けずに頭の先まで血液を送ることができます。だからネズミの血圧は10か20程度しかないんです。人間は心臓から頭の先までが50センチくらいですから、キリンの半分以下の血圧ですむというわけです。

いずれにせよ、血圧がなければ生きていけません。心臓から頭のてっぺんまで血液をポンプアップできませんから。

Kさん　なるほど、知らなかったなあ。

私　背の高い人、低い人。太っている人、痩せてる人。おじいちゃん、おばあちゃん、子ども達。怒りっぽい人、いつもにこにこ笑っている人……。心臓の力も人それぞれ。そこに血圧の程度の差が生まれるんです。

みんな生きるために必要な血圧を体に合わせてつくり出しているんです。血圧が高いのを気にして、せっせと薬を飲むのは人間くらいですよ。血圧が300では高いからと、キリンは血圧の薬を飲みますか。脳卒中になったら困るからと降圧剤を飲みますか？

Kさん　ははは。そんなキリン見たことないですよ。

私　そりゃそうです。血圧の薬なんか飲ませたら、たちまちキリンは頭が朦朧《もうろう》としてまっすぐ首を上げていられなくなってしまうでしょうね。動物園の獣医さんがキリンの血圧が300もあるということを知らないのではないのです。血圧を下げたらキリンが生きていけないことを知っているんです。だから薬なんか飲ませない。

Kさん　そりゃそうだ。よくわかります。

私　みなさんキリンの例だとよくわかるのに、ご自分のことになると駄目ですねえ。まったく不思議です。キリンも人間も同じでしょう。

体が血圧を上げる理由《わけ》

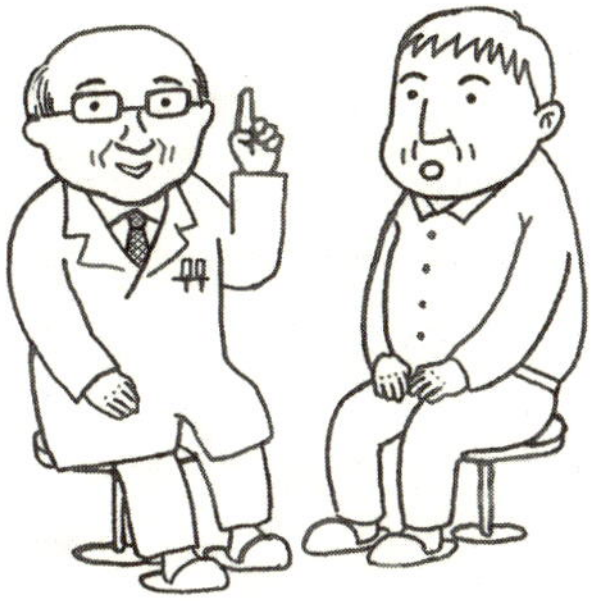

♨体はいつも一番いい血圧を選んでいる

私　もうひとつ、私達の血圧がいかに合目的的《ごうもくてきてき》であるか、というお話をしましょう。

Kさん　ゴウモクテキテキ？　「的」がひとつ多くないですか？

私　いえ、これでいいのです。目的に合っている、合目的なもの、という意味で「合目的的」と使うのです。でも、「合目的」と言ってもいいですよ。

私達の体は、生きるために血圧を微妙に、また大胆に調整をしています。こうやって座っているときは、座っているのにちょうどいい血圧になっているし、夕食後にのんびりとテレビを見たり、好きな本を読んでいるときは、それにちょうどいい血圧になっています。そういうときは普段より血圧は下がっています。

Kさん　それはなぜです？

私　血圧を上げる必要がないからです。もちろん、スリラーものを手に汗を握りながら読んでいるなら別ですよ。怖いときは血圧が上がります。それは血圧を上げて怖いものと闘う準備をしているからです。暗闇で犬に吠えられたら、血圧は急激にグーンと上がる。そうでないと、犬に吠えられたという強いストレスと闘えないからです。

これが体の合目的的反応なのです。**体は目的をもって、そのときの一番いい状態をつくり上げようと努力しているのです。体の反応には、毛一本逆立てるのも、汗一滴流すのも、みんな無駄なものや目的のないものはないんですよ。**

Kさん　へえ。血圧ってやつは目的をもって、くるくる上がったり下がったりしてたんですか。

私　そうですよ。ですから、薬でむやみやたらと下げてはいけない。それはとても危険です。たとえば、何かの拍子に血圧が急激に上がったとします。このとき普通の人は、いえ、医師や看護師でさえ、「大変だ、血圧を下げよう」「薬だ、注射だ」と騒ぎます。

しかし、急に血圧が上がったら、むやみに薬で血圧を下げてはいけません。体には血圧を上げる必要があったのですから。それも緊急なことが起こって。

Kさん　緊急なこと？　たとえばどんなことです？

私　たとえばそのとき、脳の血管に血のかたまりが飛んできて、血流が止まってしまう脳梗塞《のうこうそく》が起こる寸前なのかもしれない。それで血圧を200近くにぐーんと上げて、そのゴミを押し流そうとしているのかもしれないのです。

そのときに合目的的に反応した結果が、血圧を上げたのです。

♨ ストレス

私　ひとつ面白い例をお話しましょう。

ときどき、歯科で「血圧が高いから治療してから来てください」と言われたという人が来ます。これをどう思いますか?

Kさん　やっぱり血圧が高いと、歯の治療もできないんですかねえ。

私　いやいや、その前にまず測った場所を考えてみください。歯医者さんですよ? キーンという機械音、金属音。消毒のにおい。考えただけで緊張しませんか。これから歯を削られることを考えただけで、大きなストレスでしょう。

Kさん　ははは。そりゃそうだ。歯医者さんに血圧を測られたら誰だって血圧上がりますね。

私　いつでも泰然自若で、〝晴れて良し、曇りても良し富士の山〟のような人なら、歯科の治療だろうが、外科の手術だろうが、平然として普段の血圧のままでしょう。

でも普通の人なら、歯科医院の玄関をくぐるだけで血圧は上がります。ましてや診察台に座って血圧が上がらない方が不思議です。それを「血圧が上がってます。治療してから来てください」と言うのは、血圧というものを全く理解していない証拠です。

Kさん　つまり、歯医者さんで血圧が上がるのも、さっきの「合目的的」ということですか。

私　そうです。血圧が上がるから治療ができるのであって、逆に下がったら、それこそ大変ですよ。酸素だ、点滴だと大騒ぎになります。体は血圧を上げる必要があった。そうしないと歯の治療をするという緊張に堪えられないからです。ここをわかってほしい。

Kさん　なるほど。

そういえば、私はだいたい冬になると血圧が上がるんですが、もしかしてこれも、血圧を上げないと〝寒さ〟と闘えないからなんですか。

私　ええ。気温が低いのは体にとってストレスですからね。血圧を上げて命を守ろうとしているのです。体にとって負担の多い季節を乗り切るための、合目的的な体の反応なんです。

何でもないのに、むやみに体が反応して血圧を上げるということはありません。それを理解しないと、いつも血圧が心配でしょうがない「マイナス思考の人間」になってしまいますよ。きちんと体の生理を理解すれば、血圧に振り回されることはなくなるはずです。

少し血圧が上がっても、いちいち心配しないで「ちゃんと体が反応してくれて良かったな」と思えたら立派です。これぞプラス思考ですよ。

覚えておいて下さい。体はいつでも目的をもって反応しています。合目的的なのです。

♨ 運動

私　運動するときなんかも体は血圧を上げますね。例えば、さあ走ろうと思うとき、走っているとき、走り終わったとき、血圧はぐーんと高くなります。

Kさん　そうなんですか。じゃあ、私なんかはあまり走ったりしないように気をつけないといけませんね。

私　いえいえ、血圧が上がるのを心配して走らないのなら、マラソン選手はどうするんです？　箱根駅伝も中止ですよ。

いいですか、走るときに血圧が上がる――これは体が正常に反応したということですから、ありがたいことなんですよ。「走る」という目的を全うするためには血圧が必要なのです。

他にも、たとえば駅の階段を上るとき。あれもけっこうきついでしょう。

Kさん　ええ。上り切ったときにはいつも汗が出てきますよ。息もはあはあしています。

私　そういうときの血圧は、たぶん200くらいになっていますよ。階段を上るというのは運動量が大きいんです。だから血圧も高くなる。

Kさん　それは、血圧を上げないと「階段を上る」という運動ができないからですか。

私　そうです。50も60も血圧を上げて初めて階段が上れるのです。

Kさん　では、山登りとか、胸突《むなつ》き八丁《はっちょう》のすごい坂を上っているときも？

私　体は血圧をどんどん上げるでしょうね。呼吸ものんびりしていたのでは、足腰の筋肉に酸素が届きませんから、はあはあと激しく深くなります。こうやって初めて私達は山に登れるのです。

Kさん　重たい物を持つときはどうですか。

私　大きな石を持ち上げるときを想像してみましょう。まず腰を落として、両足を踏ん張りますね。おへその下あたりの臍下丹田《せいかたんでん》に気を込める。それから息を止めて、一気にエイヤーっと持ち上げる。これは血圧、上がりますよ。

　重量挙げの選手を見ればわかります。顔が真っ赤になるでしょう。あんな重いのを持ち上げるんですから、血圧は200や300を軽く超えていると思いますね。

Kさん　そこまで血圧を上げないと、あのバーベルは持ち上げられないんですね。

私　そうなんです。だんだんわかってきましたね。
　こんなふうに、体は必要に応じて血圧を調節しているんです。それなのに、みなさんは高血圧をまるで悪者みたいに思って薬で下げようとする。これじゃ、わざわざ血圧を上げて体を守ってくれた自分に対して、申し訳ないですよ。

♨ マイナス思考

私　それから、マイナスの感情は血圧を上げます。
Kさん　マイナスの感情、ですか?
私　びっくりしたり、悲しんだり、怒ったり、それから何かを心配したりしているとき、私達の血圧は上がるんです。
Kさん　へえー。じゃあ、くよくよ過去を振り返ったりするときなんかも?
私　ええ。そういうマイナス思考はストレスになることを体は知っていますからね。ストレスと闘うために体は血圧を上げるんです。
　これは人間が昔、動物に襲われたときのストレスと同じなんですよ。敵と闘うにしろ逃げるにしろ、いずれにしても血圧をぐーんと上げて準備しなくてはならない。怒ったり悲しんだり、くよくよしたりというマイナスの感情もそれと同じ。

「怒髪天《どはってん》をつく」なんていう言葉もあるように、怒ったときは髪の毛を逆立てるほどの反応が体に起こります。血圧だって跳ね上がりますよ。

Kさん　「青筋たてて怒る」なんていう表現もありますね。確かに、こめかみをピクピクさせながら怒っている人は、見るからに血圧が上がってそうですよね。ふーむ、心と体の関係って面白いですねえ。

私　もう30年ほど前の症例ですがね、マイナス思考は血圧を上げるのだなとつくづく思わせた例があります。

60歳くらいの一人暮らしの女性がいたんです。診療所の近所に住んでいて、ときどき風邪でみえるくらいの方だったのです。

その方にはある悩みがありました。それは田舎から出てきた大学生の甥《おい》が同居していることです。最初は一緒に住めて良かったと思っていたけれど、だんだん同居が煩わしくなってきたというのです。部屋は片づけないし、汚れ物はそのままだし、夜は遅く帰ってくる。注意をすれば文句を言うし、そのうち挨拶もしないで学校に行くようになる。

診療所へ来られるたびに、甥との同居の煩わしさを述べて、早く出て行ってほしいと言っていました。そして以前は140ほどで高くはなかった血圧が、180〜190になり始めたのです。そこで血圧の薬を飲むようになりました。当時は、私も薬をせっせと出していたんです。そしてそのまま2〜3年が経ち、あるときから血圧が140を切るようになってきたのです。

Kさん　へえ、ずいぶんと下がってきましたね。

私　そうなんです。そこで、何かあったのですかと尋ねると、甥が卒業して出ていったというのです。そのとたんに、彼女の高血圧状態もなくなってしまったのです。それで、私はすぐに降圧剤の処方をやめました。

Kさん　薬をやめても血圧は上がらなかったんですか？

私　ええ。彼女の場合、今までは甥が同居しているという精神的なストレスと、「嫌だ、嫌だ」というマイナス思考が血圧を上げていたのです。

これは、日常的なストレスやマイナスの感情が血圧を上げるという良い例です。この症例はずいぶん昔の話ですが、忘れられません。今でもストレスが血圧を上げる例は、しばしば経験しますけどね。今日もこういう方がいました。

いつも140前後だった人が200もあるので、どうしたのですかと聞くと、「先生聞いてくださいよ。うち主人ったらね……」と始まったのです。出がけにご主人と喧嘩したために、血圧が200にも上がったのです。

Kさん そんなことだけで、ポーンと血圧って上がるんですか。

私 そうです。マイナス思考があると、このように血圧が上がるのです。血圧は目的をもって上がっているということが、おわかりになっていただけましたか。

Kさん よくわかりました。

♨ 加齢

Kさん では、年を取ると血圧が高くなる人がいるのはなぜなんです?

私 年を取って血圧が上がるのは自然なことです。よく、年齢に90を足したものが、その人の血圧だというでしょう。50歳の人なら140、60歳なら150、70歳なら160。

Kさん 100歳の人なら190ですか。いったいどうしてそんなに上がっていくんです?

私 血圧を上げないと生きていけないからですよ。**年を取れば血管も老化します。若いときのように弾力のあるしなやかな血管ではなくなります。そして血液は硬くなった血管の中を流れ、栄養や酸素を送り、また硬くなった血管を通って戻って来ます。そこで体は「血圧を上げる」という作戦をとっているのです。**力一杯ポンプで送り出さないと、血液は隅々まで流れないからです。

Kさん　そうだったんですか。

私　たとえば、70歳くらいになって動脈硬化が起こったら、血圧180ぐらいの力がないと、頭の隅々まで血液が流れません。それを薬を飲んで血圧を下げたらどうなりますか。

Kさん　血液が隅々まで行かないから、目が回ってしまいますね。

私　目が回るだけならまだいいですよ。栄養が行かないということは、その先の組織が死ぬということです。つまり脳梗塞ですね。

年を取ったら血圧が上がるのは自然の摂理なんです。摂理というか自分の命を守るために、体は懸命に血圧を上げてくれているんですよ。それを若い人と同じでないといけないと思うところに間違いがあるのです。

詩人の萩原朔太郎《はぎわらさくたろう》という人はこんなことを言っています。

「老は成長でもなく退歩でもない。ただ〝変化〟である」

そうなんです、年を取るということは、体のあちこちに変化が起こってくるということなんです。頭の毛が白くなり、やがて抜けてゆく。これはどうしようもないことでしょう。

Kさん　そうですね。抜けてゆく髪の毛を止めることはできない……。

私　私の頭を見ながら言わなくてもいいですよ。

Kさん　ははは。いや、すみません。でも、どうしようもないことですよね。頭の毛が抜けていくのも、腰が曲がっていくのも、歯が弱っていくのも。

私　そうです。みなさん膝が痛いとか、動作が鈍くなったとか、夜おしっこに何度も起きるようになったという事実を、なかなか受け入れられない。あれがいいと聞くとすぐに飛びつき、これがいいと聞くとまた飛びつく。しかし加齢を防ぐ方法はないのです。

夜おしっこに起きるのは、若いときには出ていた夜中は尿をつくらないようにする「抗利《こうり》尿《にょう》ホルモン」が出なくなったからですし、膝が痛くなるのは、膝の潤滑油が切れたからです。その上、軟骨という軟らかいクッションの役目をしていた骨も老化した。ふわふわの座布団が、ぺちゃんこになってきたようなものなのです。

こういった体の変化をきちんと受け入れる必要があるのですが、なかなかできない。ここに現代人の悲哀があるように思いますね。

Kさん　「みずから老人たることを知るものは少ない」ってわけですね。私も顔のシワが消えないかと思っていろいろやります。でもシワはシワ、たるみはたるみのまま。はあ……。

私　落ち込む気持ちもわかりますが、割り切った方がいいです。誰もがいつかは年を取るんです。老化は避けられません。

Kさん　老化ですか……。そう目の前に突きつけられると、つらいなあ。

私　でもね、それでも体は一生懸命やってくれているんですよ。その老化した体にとって一番心地よい状態を提供しようと努力してくれているんですから。それなのに現代では、年齢による〝変化〟を〝病気〟だと言って病人をつくり上げている。とんでもない時代です。

Kさん　病人をつくり上げるって？　どういう意味です？

私　骨粗鬆症《こつそしょうしょう》がいい例です。年を取ればみんな骨が脆《もろ》くなるでしょう。それを、あなたは骨粗鬆症だから薬を飲みなさい、注射をしなさいと脅すんです。

骨粗鬆の状態は、決して「症」のつく疾病ではないんです。それを「症」をつけて病気に仕立て上げて、どんどん薬を飲ませる。

Kさん　老化現象と病気をごちゃまぜにさせて、もうけているわけですか。うまいことを考えたもんだなあ。

私　高脂血症や高血圧症なんていうのも同じですね。若いときより血圧が上がるのは当たり前なんですから、本来なら高脂血状態、高血圧状態と言うべきであって、病気にする必要はないのです。

こんなふうに「症」をつければすぐ病気になっちゃうんです。製薬会社にとって「症」は魔法の単語ですね。

Kさん　確かに「症」をつけられると、ああ自分は病人なんだって暗い気持ちになりますよ。血圧下げなきゃ、薬を飲まなきゃって。

私　そろそろそういう考えを改めた方がいいですね。加齢を素直に受け入れる。それだけで、どんなにプラス思考で明るく元気に生きていけることか！

体の反応にはすべて目的がある

♨ 熱の目的

Kさん　先生、さきほど話に出てきた「合目的的」というやつを、もう少し別の例で説明していただけませんか。

私　そうですね、では「体温」で説明しましょうか。

Kさんは風邪をひいて熱が出るのはどうしてだかわかりますか？

Kさん　え、何でだろう……。熱が出るとつらいですよね。一日じゅう寝てなきゃならないし。早く下げたいときは市販の解熱剤を飲んだりしますけど。

私　いけませんね。熱というのは、体温を上げてバイ菌を焼き殺そうとしている体の反応なんですよ。

体温を上げると、体の中の化学工場はがぜん活発になります。そして風邪と闘う免疫物質をたくさんつくってくれるんです。

このとき、熱冷ましを飲んで体温を下げたらどうなりますか。バイ菌は再び勢いを取り戻すわ、闘う物質をつくろうと火を入れた工場はすぐに操業停止になってしまうわで、すぐ風邪のバイ菌やウイルスにやられてしまいますよ。運が悪ければ、あの世行きです。熱もちゃんと体を守るという目的をもっているのです。

よく冬にインフルエンザが流行るでしょう。なぜだと思います？

Kさん インフルエンザのウイルスは寒いのが好きなんですかね。

私 その通り。彼らは冷たい空気が好きなんです。そこで体は熱を出して、ウイルスを焼き殺そうとするんです。それで熱が出るんです。熱は治ろうとする体の反応ですからね。それを熱冷ましで熱を下げたらウイルスは「お、しめた！」とばかり再び活発に活動します。

Kさん なーるほど。だから先生は、熱があっても熱冷ましを飲むなと言うんですね。始めは、変わったことを言う先生だと思いましたが、知れば知るほど、なるほどと納得しますよ。

私 でも、まだ多くの病院では、三度三度飲むようにとか、38・5度以上あったら飲みなさいと言ってすぐ熱冷ましを飲ませますね。だから日本の子どもは、風邪やインフルエンザで死ぬんだと思うんです。

世界では日本の子どものようには死んでいないそうですよ。医者の不勉強のために、飲まなくてもいい薬を飲まされ、命を落とした子がたくさんいるんです。

♨ 下痢の目的

Kさん　この間、出張先でひどい下痢をしたのですが、これも何か目的があって体がやったことなんですか？

私　もちろんです。悪い物を食べると、気持ち悪くなって吐いてしまったり、ときにはお腹が痛くなって下痢をしたりしますね。**これは、悪い物を早く体の外に出そうとする合目的的な体の反応なのです。気持ちを悪くして、「これ以上食べないでください」というサインを送っているんですよ。**

　吐くのは胃の中にある悪い物を体の外に出す行為だし、下痢は胃を通り越して腸まで下りて行ってしまった悪い物を外に出す行為です。みんな体を守ろうとしている反応です。

Kさん　そうでしたか、じゃあ下痢止めなんか飲まない方が良かったかなあ。

私　無理に下痢を止めるということは、出してしまわなくてはならない悪い物を体の中に残すことですよ。

　最近は下痢止めは使わないということが常識になってきましたけど、5年くらい前までは、私も平気で下痢止めを出していました。というか日本中がそうだったんです。でも、大腸菌O-157事件以来、下痢は無理に止めてはいけないということがわかってきました。

Kさん　ほう。というのは？

私　じつはね、下痢止めを使った子どもの治りが悪く、中には死んでしまった例もあるんです。抗生物質を飲ませた子ども達も同じでした。これには驚きましたよ。それまでの医学の常識とだいぶ違っていましたから。

Kさん　熱冷ましも下痢止めも危険ってことは、じゃあ、もし風邪をひいて熱が出たり下痢になったときは、一体どうすればいいんです？

私　薬に頼らず、静かにしているのがまず一番ですね。それから無理して食べない。なぜなら、食欲がなくなるのも合目的的だからです。このとき、無理に食べると、体は消化活動もしなくちゃいけなくなる。体は治すのに専念したいから食欲をなくしたんです。

Kさん　そうなんですか。食べないと治りが遅くなると思ってましたよ。

私　食べなくていいんです。二日や三日、食べなくたってどうってことありません。そもそも現代人は食べ過ぎなんですから、食欲がないときくらい「しめた！　これで痩せられる」と喜んでほしいですね。さらに下痢でもしようものなら、「やった！」と叫んでほしいですね。

Kさん　下痢で「やった！」ですか。ものすごいプラス思考ですね。今度、下痢になったらそう言いましょう。

♨汗と鳥肌の目的

Kさん　暑いときに汗が出るのなんかも、体は考えてやっていることなんですか。

私　もちろん合目的的な体の反応です。水分を出して体の表面から気化熱を奪い、体を冷やそうとする働きが「汗」です。液体が蒸発するとき、気化熱という形で体から熱を奪うのです。

Kさん　つまり汗が出ないと、体の中に熱がこもってしまうんですか。

私　そうです。逆に気温の低いときには汗をかかないでしょう。汗を出したら体は冷えて病気になってしまいます。熱を逃がす働きですから。

Kさん　でも、よく「冷や汗をかく」なんて言いますけど、あれはどういう現象なんです？

私　汗にもいろいろありますね。冷や汗は気温調節とは関係ありません。あれはストレス対処のための反応ですよ。

　手のひらや足の裏にかく汗は、滑り止めだと言われています。滑り止めをすることは闘うにも逃げるにも必要な準備です。「さあ、やるぞ」というときには、手のひらにペッと唾《つば》をすることでもおわかりになるでしょう。

Kさん　なるほど！　あと、寒いときには鳥肌が立ちますよね。もしやあれも……

私　そう。体はじつに上手くできていますよ。鳥肌は体の表面の立毛筋を収縮させて、少しでも空気の層をつくろうとする働きなんです。空気は熱の伝導率が低いということを、体は本能的に知っているのです。ついでに、「震える」という行為は運動ですね。運動をして熱の発生を促しているのです。

こんなふうに、私達はみんな体の合目的的な反応に守られながら、大きな力で生かされているのです。このことに気づいたら、もう感謝、感謝ですね。風邪のときの熱にも、食中毒のときの下痢にも、そしてもちろん血圧にも感謝です。

♨目的のない体の反応はない

Kさん　他にはどんな合目的的な反応があるんですか？

私　数え上げればきりがありませんよ。どんな小さな体の変化も、目的のないものはないんですから。いわば体の反応すべてが合目的的なのです。

風邪引いたときの咳だってそうです。ごほん、ごほんと激しい空気の流れを出すことで、肺の中に入った異物（細菌、ウイルスなど）を外に出そうとしています。咳といっしょに痰《たん》が出るのも同じです。肺の中の悪い物、肺の中に置いておきたくない物を、痰と一緒に外へ出しているんです。

花粉症の人の流れるような鼻水。これも鼻の粘膜をいつも潤しながら、花粉という異物が体内に入らないようにしている行為なんです。

Kさん　びっくりしたときに心臓がどきどきするのもそうですか。

私　そうです。心臓がただ目的もなく速く打ったのではありません。びっくりするというストレスに対して、逃げるのか闘うのか、いずれにしても心臓を速く動かして、素早く反応できるための準備をしているのです。

Kさん　おいしいものを見たときに思わず出る生唾《なまつば》も？

私　はい。あれだって食べるための準備でしょう。

それから、ちょっと難しい話になりますが、腎臓が悪い人が行う人工腎臓透析《とうせき》という療法があります。こういう方々はかなり強い貧血を起こしています。血液が薄い状態が続いているのですね。でもだからといって、こういう人に血液を濃くする療法を行うと、心筋梗塞になりやすくなってしまいます。というのも、血液が濃くなることによって心臓の血管が詰まってしまうからなんです。

血液が薄い貧血状態というのも、人工腎臓透析をしている人達にとっては、自分の命を守る体のせっぱ詰まった合目的的な反応だったのです。これには私もなるほどと思いましたね。

このようにどれひとつとっても、みんな命に必要な反応なのです。みんな目的をもった反応なのです。

Kさん　ふーん、体ってうまくできてますね。

私　そうです。**血圧も同じですよ。一生懸命上げたり下げたりして、懸命なバランスをとって命を守ってくれているんです。それを人間ごときがつくった薬で、無理に調節しようとするなんて、冗談でしょうというわけですね。**

Kさん、ちょっと片足で立ってみてください。

Kさん　片足で？　こうですか？　おっとっと。

私　そうそう、ぐらぐらするけど倒れないでしょう。足首あたりの筋肉が、微妙に力の加減をしているのがわかりますか。左に倒れようとすると右の筋肉が踏ん張り、右に倒れようとすると左の筋肉が踏ん張る。瞬間的に微妙にバランスをとっているのがわかりますか。

Kさん　わかります、わかります。

私　体の中でもそれと同じことが起こっているんですよ。あっちに倒れそうになったらこっちに力を入れて倒れるのを防ぐ、こっちに倒れそうになったらあっちに力を入れる。

血圧を上げなくてはいけないときには瞬時に血圧を上げる、下げた方がいいときには瞬時に下げる——そんなふうに微妙にバランスをとりながら命を守っているのですよ。

Kさん　ウーム、体ってすごいですねえ。恐れ入りました。

私　わかっていただけたみたいですね。よかったよかった。

12月の診察室

「血圧神話」の裏舞台

いつから人々は、こんなにも自分の血圧を心配するようになったのでしょう。病院には、血圧の薬を求める人が連日あとを絶たなくなりました。

これは30年前にはなかった光景です。

Kさんと一緒に、つくられた「血圧神話」の裏舞台を少し覗いてみてください。

誤解だらけの高血圧

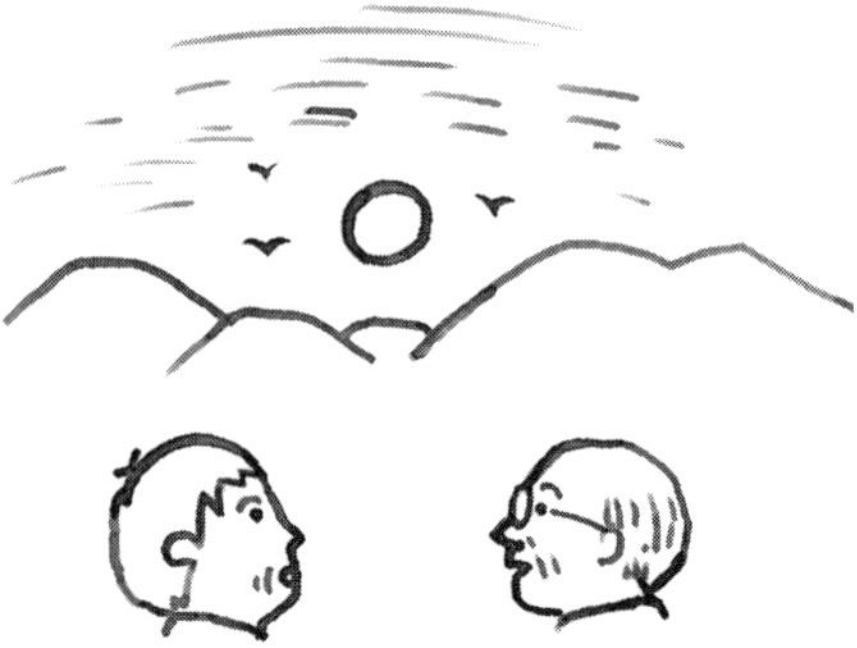

♨ 高血圧イコール脳卒中ではない

Kさん　このあいだ先生の話を聞いて、帰ってからすぐに女房のやつに話してやりましたよ。「血圧ってのは薬で下げちゃいけないんだぞ」って。でも「いきなり何言い出すのよ」って、半信半疑でした。

私　ははは。まあ、無理もないですね。私だって長い間、血圧は薬で治療しなきゃいけないと信じてたんですから。大学でもそう教わりましたしね。当時は日本中のほとんどの医師達がそう信じていたんです。高血圧だと倒れる、脳卒中になるとね。

あ、脳卒中のことはご存じですよね？

Kさん　ええ。私の田舎では、脳卒中のことを「あたる」って言ってましたけど。

私　そうですね。脳卒中の「卒」は卒倒、つまり突然倒れること。「中」は中毒の中で、「あたる」という意味です。

つまり脳卒中とは、突然に何かの毒にあたったように倒れることです。

そして、なぜか日本ではこの病気になる方が非常に多いんですよ。

Kさん　きっと日本人はみんな血圧が高いんですよ。嫌だなあ、人前で意識を失ってドターッと倒れるなんて。どうせ死ぬなら、まっ赤な夕日の中でかっこよく死にたいですよ！

私　まあまあ、そうカッカなさらずに話を聞いてください。ためになりますから。

みなさん「高血圧＝《イコール》脳卒中」だと思っているようですが、じつはそうではないんですよ。

私も昔は同じように考えていました。なぜ血圧は下げなければならないのかと聞くと、ほとんどの人が、脳卒中で倒れるのを防ぐためだと答えましたからね。

しかしあるとき、ふと思ったんですよ。みんな脳卒中、脳卒中と怖がるけど、いったいその脳卒中の内訳はどうなっているんだろうってね。

Kさん　脳卒中の内訳？

私　ええ。つまり脳卒中と一言で言っても、大まかに分けて3つあるのです。

ひとつは、脳の血管が破れる「脳出血《のうしゅっけつ》」。それから、脳の血管が詰まる「脳梗塞《のうこうそく》」。そして、脳のクモ膜という膜にある血管が破れる「クモ膜下出血《まくかしゅっけつ》」です。

みなさんの心配している「倒れる」というのが、この3つのうちのどれなのかをはっきりさせる必要があります。ちょっとだけ説明しましょう。

ひとつ目の脳出血。これは脳の血管が破れて起こる症状です。多くは血圧が高いことが原因ですが、血管の脆《もろ》さが原因で破れることもあります。いずれにしても、血管が破れて血液が外に漏れて、その漏れた血液で脳を痛める状態です。

ふたつ目の脳梗塞は、脳の中の血管が詰まって、血液が血管の中を流れなくなる状態です。この原因にはふたつ考えられます。ひとつは血管の中に他所からゴミがやってきて血管を塞ぎ、血液が流れなくなった。もうひとつは、脳の血管の内側に汚れが付着して、少しずつ血の流れる道が細くなり、詰まってしまった。どっちにしても血液が流れないので、脳に栄養や酸素が行かなくなり、脳は障害を受けます。

ちなみに、脳梗塞の「梗」という字は、垣根や柵を意味します。つまり脳の中の血管が〝柵〟で塞がれてしまうので「脳梗塞」と言うんですね。心臓に起これば「心筋梗塞」だし、肺に起これば「肺梗塞」です。

Kさん　へえ、怖いもんですね。頭だけじゃないんですか。

私　はい。梗塞は体のあちこちで起こります。

さて3つ目のクモ膜下出血ですが、これは脳内の「クモ膜」という部分の血管が破れた状態です。血管が破れるという点では脳出血と同じですが、出血する部分が異なるのでこれを区別しています。

このように脳卒中には3つあるんです。脳出血、脳梗塞、クモ膜下出血です。

Kさん　わかりました。それで、気になる血圧との関係は？　なんだか、どれも今にも倒れそうな恐ろしい名前ですけど。

私　じつは、この3つとも高血圧に関係しているのではないんです。なのに「倒れる」という言葉には、この3つがすべて含まれてしまっています。そのために、不必要な高血圧の治療をしている方がなんと多いことか！

高血圧に関係しているのは脳出血だけ、と言っても過言ではありません。脳出血は血管の圧力が高すぎて血管が破れた状態ですから、高血圧が大いに関係するでしょう。しかし脳梗塞やクモ膜下出血は、直接的には高血圧に関係ないいんです。

Kさん　そうなんですか。でも、脳出血で倒れたって人はあまり聞かないなあ。テレビなんかでも「脳梗塞で倒れないために」なんて特集はよく見ますけど。

私　ええ、私の患者さんも脳梗塞の方がほとんどです。脳出血はめったにいません。

脳梗塞というのは、他からゴミが飛んできて血管が詰まったり、血管が古くなってゴミが溜まってしまった状態ですから、高血圧とはほとんど関係ないんです。というより、むしろ血圧が低いときに起こります。

Kさん　血圧が低いときにも起こるんですか！　それは知らなかった。

私　あなたが知らないのは仕方ありませんが、医師や看護婦が知らないのだから困りますよ。それから3つ目のクモ膜下出血は若い人でも起こりますし、低血圧でも起こります。高血圧にはほとんど関係ありません。

この症状の一番は頭痛です。それも激しい頭痛。

Kさん　あの……私もときどき、ちょっと頭痛があるのですが。

私　はっはっは。大丈夫ですよ、そうそう滅多にあるものじゃないですから。それに本当にクモ膜下出血だとしたら、ちょっとどころではすみませんよ。頭が割れるような痛みだと言いますから。ああ、でも、ひょっとするとあなたはクモ膜下出血で死ぬのかもしれませんね。

Kさん　ええっ、何でですか！

私　先ほど「死ぬなら真っ赤な夕焼けの中で死にたい」とおっしゃってましたよね。クモ膜下出血は、そんなあなたの最期にもっともふさわしい病気だと思いますよ。ほら、目をつぶって、よく聞いてください。

「くもまっかしゅっけつ」ですよ。「雲、真っ赤」でしょう。大きな太陽が雲を真っ赤にして山に沈んでゆく。きれいですね。空は夕焼け、茜色。その茜色もだんだん消えてゆく……。ね、あなたの理想通りじゃないですか。

Kさん なんだ冗談ですか！ 真面目に聞いてたのに、先生も人が悪い。

私 いや、すみません。あなたがあんまり真剣なものだから、ついからかってしまいました。じゃあ、また真面目にいきますよ。

♨ 医者が脳梗塞をつくっている？

私 最近の統計ですと、脳卒中は死因の3番目で、だいたい15％を占めています。つまり100人のうち15人は、脳卒中で亡くなっているということです。みなさんが倒れることを心配される理由もうなずけます。

しかし、この死亡統計の「脳卒中の内訳」を見てください。

脳梗塞	84％
脳出血	13％
クモ膜下出血	3％

これを見ると、ほとんどが高血圧に関係のない脳梗塞で、高血圧に関係して倒れる脳出血は、全体の脳卒中のわずか13％しかないことがわかるでしょう。

Kさん　ほんとだ。ほとんどが脳梗塞ですね。脳出血ってのはずいぶん少ないんだなあ。

私　そうなんです。私はこの結果を見て愕然としました。自分がやっていた高血圧の治療は、脳出血の予防だと思っていたら、わずか13％しかないんです。それに比べて脳梗塞のなんと多いこと！　脳出血の6倍もあります。この脳梗塞の多さはいったい何なのでしょうか。

Kさん　何なのでしょうかって、私に聞かれたってわかりませんよ。

私　それはそうですが、ほんと、いったい何だろうって頭を抱えてしまいましたよ。そのとき気がついたんです。もしかすると、これは医師の責任かもしれないぞってね。

Kさん　どういう意味です？

私　高血圧のままだと脳卒中を起こすと信じている医師達が、薬をせっせと飲ませて、血圧を下げ過ぎたことに原因があったのではないのかと思ったんです。つまり、脳梗塞をつくっているのは医師なんじゃないか？　そう思ったのです。

Kさん　へえ、医師が病気をつくるって？　あべこべなことがあるもんだ。

私　もちろん、すべての脳梗塞が医師の原因だとは言いませんがね。

そもそも、脳梗塞は血管が詰まる状態なんです。血管が詰まったら、体はどんな防衛策をとると思いますか。

Kさん　私が血管だったら、ゴミが詰まったら苦しいですから、どかそうとするでしょうね。

私　そう、心臓も考えることは同じです。脳の血管の中にゴミが流れてきたら、血流の圧力を高めてそのゴミを吹き飛ばそうとする。血液が流れなかったら脳の組織や細胞は死んでしまいますからね。手足には麻痺がきますし、しゃべれなくなります。ときには死にますよ。

そこで体は血流の圧力を一生懸命高める。圧力を高めないとゴミは吹き飛ばせませんからね。つまり、この状態が高血圧の状態です。血圧を上げて脳を守ろうとしているのです。そういう一大事のときに、むりやり血圧を下げたらどうなります？

Kさん　ゴミは残ったまま血液の流れだけが弱まりますよね……。そうか、つまり血管が詰まって脳梗塞を起こしてしまうんだ！

私　そうなんです。血圧は上げておかなければならないのです。しかし世間では、血圧が高いと、薬をたくさん飲ませ、血圧を下げます。そこで脳梗塞が多くなるというわけです。

Kさん　高い血圧には高い血圧の役割があって、むやみに下げてはいけないってことですか。

私　その通りです。もちろん、中には血圧を下げた方がいい場合もありますよ。たとえば血圧が高くて脳出血のおそれのある場合などです。大動脈が破れる解離性大動脈瘤、一部の心不全、心筋梗塞、腎疾患などはその典型でしょう。しかし、そういった例はごくわずかですし、なかなか科学的根拠をもって、絶対に降圧すべきだと言い切るのは難しいんですよ。

では次に、日本人の死因、死亡原因を見てください。

一位はガンです。33%くらいあります。

二位は心臓病。16%ほどです。

三位は脳血管障害です。つまり脳卒中ですね。15%ほどです。

四位以下は肺炎だったり、交通事故だったり、自殺だったり、その他いろいろです。

さて、高血圧に直接関係するのはどれだと思いますか。

Kさん　う～ん、心臓病は何となく高血圧っぽい感じがしますけど。

私　そうですね。まず、一位のガンは高血圧症とは関係ありませんし、二位の心臓も高血圧が直接の原因になることはほとんどない。肺炎も、交通事故も、自殺も血圧とは無関係です。

Kさん　ということは、三位の脳卒中だけですか。でも、さっき脳梗塞もクモ膜下出血も、高血圧にほとんど関係ないっておっしゃってましたよね。

私　はい。そうなると血圧に直接関係のある脳出血は、全死因の中のどれくらいなのか、ということですが、ちょっと計算してみましょう。

全死因の16％が脳卒中で、そのうちの13％が脳出血ですから……16％×0・13％＝2％！

なんと、全死因に占める割合はわずかに2％なのです。１００のうち2つしかない死因の疾患に対して、「血圧を下げろ！」とマスコミ総出で日本中が大騒ぎしているのです。

ガンや交通事故や肺炎で死ぬ方が遙かに多いのです。**高血圧では滅多に人は死なないのです。むしろ血圧が低いときに起こる脳梗塞の方が、遙かに遙かに多いのです。**

それなのにみんな競うように血圧を下げ、そのあげくに脳梗塞で倒れているのです。治そうと思って飲みつづけた薬が逆に命取りだったわけです。倒れるというより、倒されていると言った方がいい。

Kさん　なんてこった。自分で自分の首を絞めていたわけか。

私　これでもあなたは血圧を下げますか？　薬を飲みたいですか？　よく考えてみてください。

つくられた「血圧神話」

♨ 悪者にされたコレステロール

Kさん　先生、脳梗塞で倒れる確率がそんなに少ないなら、何でみんなして「血圧が高いと脳梗塞で倒れる」って騒ぐんですか。不思議ですよ。

私　そう思うでしょう。これにはコレステロールの例を話すとわかりやすいかもしれません。

昔は、血管が破れる、いわゆる脳出血が原因の脳卒中が多かったんです。それが現代では栄養がよくなり、生活もよくなったので、脳の血管が破れることは少なくなりました。コレステロールが血管を丈夫にしてくれたんです。昔はその大事なコレステロールが、栄養不良だったために足りなかったので、血管を脆《もろ》くしていたのです。

Kさん　え、コレステロールって血管を強くするものなんですか。でも、今じゃ悪者あつかいされていますよね。

私　世間では、さもコレステロールと脳卒中が関係あるかのように言っていますね。残念なことです。本当はコレステロールは悪くなんかないし、脳卒中ともほとんど関係はありません。

Kさん　じゃあ、何でコレステロール値を下げないと倒れるなんて脅すんです？

私　簡単なことです。そうすれば医療界が大儲けをするからですよ。**コレステロールと脳卒中が関係あるかのように言えば、みんなコレステロールを下げる薬を買ってくれるからです。**

コレステロールと心臓なら大いに関係がありますよ。でも、あいにく心臓病は日本人には少ない。だから日本人に多い脳卒中と結びつけたのでしょう。敵ながらあっぱれな戦略ですよ。

Kさん　そんなバカな……。

私　そういうことが平気で行われるのが医療界なのです。血圧値もコレステロール値も高いことを心配させ、薬を売りさばいているのが現状なのです。

もちろん、日本人より5〜6倍心臓病の多い欧米人にとっては、コレステロール値は低い方がいいのです。でもそれは日本人には当てはまらない。

Kさん　じゃあ、コレステロールは少し高くても心配ないってことですか。

私　そうです。むしろコレステロールの薬を飲んで下げている方が心配ですよ。コレステロール低下で死亡率が上昇したという報告もあるくらいです。

1986年から1989年度まで福井市で行なわれた疫学調査があります。それによると、2万6千人を対象に、住民検診の結果を福井保険所長であった白崎昭一郎医師がまとめた結果、男性ではコレステロール値が低い人ほどガンなどで死亡した人が多く、女性でもコレステロール値が低い方が死亡率が高かったんです。

Kさん　……。

♨自分の頭で考える

私　それから、以前、こんな方がいました。一年前に脳梗塞で倒れて以来、脳卒中後遺症に悩んでいるという55歳の男性です。きゃしゃな方で、とても高血圧だとは思えませんでした。しかし40歳の頃からずっと降圧剤を飲んでいると言うのです。

彼が薬を飲み始めるきっかけは、会社の健康診断でした。そのときに血圧が150あって、医師の勧めで飲み始めたらしいのです。その後、血圧が120とか118くらいのことがあっても、医者には「薬のおかげで下がっているのだ。飲まないとまた高くなる」と言われ、飲みつづけました。そしてある日、脳梗塞で倒れたのです。

Kさん　かわいそうに。で、彼はそれ以来薬をやめたんですか?

私　いいえ。一度飲み始めたらずっと飲まなくてはいけないと思っていたんでしょうね。血管が詰まって脳梗塞になったのに、追い打ちをかけるように薬で血圧を下げさせられたんです。本当に気の毒な患者さんですよ。医者の指示に素直に従ったばっかりに、脳卒中を起こして、会社は辞めさせられて。これからの人生はどうなるんですかね。奥さんも気の毒でしたよ。

Kさん　うーん。明日は我が身ですか。考えさせられますね。

私　そう、考えてください。医師と薬ばかりに頼っていちゃ駄目ですよ。患者さん達が自分の頭で考えて、判断する力をつける必要があるんです。

Kさん　そうは言っても、素人に判断できますかねえ。無理ですよ、お医者さんでもないのに。

私　いやいやそんなことはないです。一般の人達にも考え、判断する材料はたくさんあります。昔と違って今はマスコミが発達していますから。誰もが図書館で本を借りることができますし、新聞にもインターネットにもたくさんの情報が公開されています。その情報を丹念に見ていくと、ふつう医者が言わないことや、海外の医療のことなんかがわかってくる。

　私もそうやって、いろいろな所から情報を集めていくうちに、驚くべき真実にいくつもぶち当たりましたよ。そのひとつをお話ししましょうか。

Kさん　ええ、ぜひ聞かせてください。

私　これを読んでください。これは２００６年12月31日の日経新聞です。

Kさん　なになに、「降圧治療で脳梗塞の発症率が二倍になる」……どういうことですか？

私　すごい記事でしょう。この論文を書いたのは、東海大学の医学部教授・大櫛陽一《おおぐしよういち》先生です。つづきを読んでみましょう。

「福島県郡山市の健診データと、全国の脳梗塞を起こした人のデータとを比較した。脳梗塞経験者で降圧治療を受けている割合は45％、未治療は13％。一般住民で高血圧と診断されている人で治療中は27％、未治療は16％だった。降圧治療で脳梗塞の発症率が二倍になる可能性がある」

Kさん　血圧の薬を飲んでいると、脳梗塞になる確率が二倍にもなるんですか！　すごい、さっき先生が指摘した通りじゃないですか。

私　私の場合は、日々の経験が、薬を飲んでいると脳梗塞になりやすいのではないかと思わせたのです。しかし大櫛先生は違います。学者としてきちんと科学的に、降圧剤と脳梗塞の関係を述べています。これは説得力がありますよ。

こういう指摘は、あちこちの新聞や雑誌に載りはじめているんです。最近はテレビでも、「血圧は低い方がよい」という主張と反対の意見が述べられるようになってきましたよ。

Kさん　他にもそういう学者さんはいますか。

私　ええ。大阪の浜六郎《はまろくろう》という学者さんも、血圧の薬は必要ない、飲まない方がよいと言っています。『高血圧は薬で下げるな！』（角川・新書版）という本の中では、「血圧の薬でガンの発生が高まる」「上が180、下が100程度までは降圧剤は必要なし。安易に薬を使うとむしろ副作用の危険性が高まる」とまで書いていますよ。

Kさん　過激ですねえ。先生の著書『健診病にならないために』（日新報道）も読みましたけど、目から鱗《うろこ》というか、びっくりするようなことがたくさん書かれていました。

私　いつの時代でも、新しいことを言う人は過激だと思われるんですね。「地球は回っている」と言って迫害されたガリレオもしかりですよ。当時のキリスト教にとっては、地球が太陽の周りを回っていては都合が悪かったのです。それでも地球は回っている、すごいですね。血圧もそうなると思いますよ。

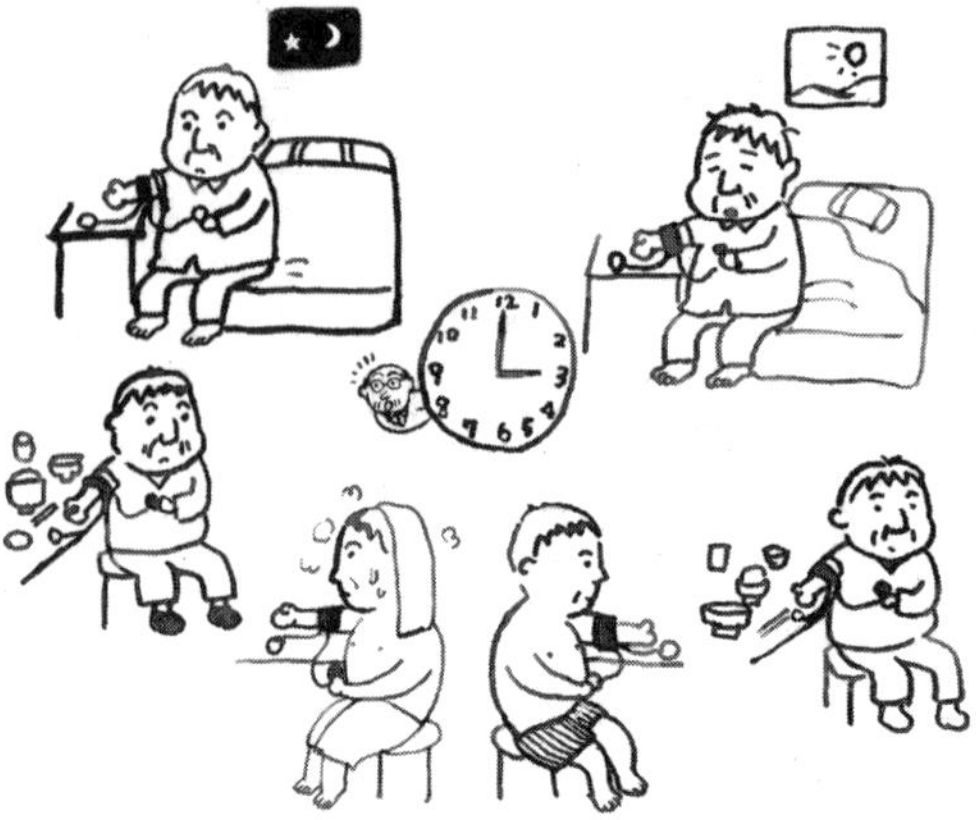

「血圧心配症」時代

Kさん　それにしても、いつ頃からこんなに血圧が騒がれるようになったんでしょうね。

私　Kさんはいつ頃から血圧が気になり出しましたか。

Kさん　そうですねえ、15年くらい前からでしょうか。

私　私が医師になった1969年頃は、血圧は今ほど注目されてなかったように思いますね。

　1980年になってからでしょうか。血圧、血圧と騒ぐようになったのは。80年の半ば頃には、その傾向は一層強くなってきました。

　街中に誰もが簡単に測れる自動血圧計が置かれるようになってきたのも、確かその頃だったと思います。市役所にも、公民館にも、スポーツ施設にも、もちろん病院や医院の待合室にも、自動血圧計が置かれるようになりました。

Kさん　たまに私もスーパーに置いてある血圧計で測りますよ。この間なんか180もあったので、もうびっくりしてしまいましたよ。女房も「そんなに高くちゃ大変だわ！」って、わざわざ買った天ぷらを煮物と交換してましたもん。

私　スーパーで？　そんな所で測ったら180でも190でもおかしくないですよ。歩いて行ったのか自転車で行ったのかは知りませんが、安静もしない状態でいきなり測れば180くらいあって当然ですよ。

そもそも心配するなら測らなければいいんですよ。まったくみなさん測るのが好きですね。

Kさん　いや、あったら測りたくなるでしょう。銭湯の体重計と一緒でね。血圧計を見ると、公民館だろうが、市役所だろうが、つい腕を入れてしまうんですよ。

でも考えてみると、今じゃ血圧計ってどこにでもありますね。各家庭にも一台はあるんじゃないですか。血圧計をもってないと、何、血圧計もってないの？　遅れてるね、と言わんばかりですから。

私　今では医師達も家でも測るように指示していますからね。血圧の管理が健康にとって一番大事かのようにみんなが言い出したんです。おかげで「血圧ノイローゼ」の人が増えました。日本中が血圧、血圧と心配する時代になってしまいました。異常な光景です。

Kさん　そういや、昔は自分の血圧なんて知る機会がなかったもんなあ。時代の流れですかね。

私　いえ、こういう「血圧心配症の時代」は、何も自然に出来上がったわけじゃないんですよ。みなさん知らないでしょうけど、じつは、大きな力によってつくられてきたんですよ。

Kさん　何ですか、その、大きな力ってのは。

私　薬屋さんですよ

Kさん　薬屋さんって、血圧の薬をつくっている会社ですか？

私　そうです。薬品業界が、こういう現象を意図的につくり出したんです。また医療界がそれに考えもなしに乗って、国民を血圧心配症に仕立て上げたんです。大学の教官や病院の医師も、町の医師も、勤務医も、開業医も、それぞれの立場からみんなでお先棒を担いだんです。そして私も、ちょっと前まではその一人だったんですよ。

マスコミも責任があります。そんな時代にも反対意見はあったはずなのに、そういう人達の意見は無視し、薬を飲ませたい側の御用学者の意見ばかりを載せたんです。

Kさん　そういえば、新聞でもテレビでも週刊誌でも、「これは効く」という薬の広告は目にしますけど、「薬は飲まない方がいい」なんて意見はあまり聞いたことはないですねえ。

私　言論統制や洗脳教育に近いですね。マスコミの恐いところです。

このように非常に多くの人達の力で、現在の血圧心配症時代が出来上がりました。明けても暮れても血圧測定です。朝起きて測り、ご飯の前に測り、風呂に入る前に測り、風呂から上がって測り、寝る前に測る。ちょっと頭が痛いといって測り、めまいがするといって測る……。

Kさん なんだか先生、私の家を見てたんじゃないですか？ まったくその通りですよ。でも私のとこだけじゃなくて、友人の家もみんなそうですよ。

会えばたいてい血圧の話ですから。天気の話みたいに、もう共通の話題なんです。おい、お前はいくつだ、おれは今朝は160だったよ、とかそんな具合です。

私 ひと昔前じゃ考えられないですね。

12～3年くらい前から、医師達は、自宅での血圧測定を患者さんに勧めるようになりました。血圧を管理するために、家で測った記録をもって来るように指導し始めたんです。これが血圧心配症を煽る結果になってしまいました。

Kさん 私も前のお医者さんから「血圧ノート」をつけるようにいつも言われてました。ときどき測るのを忘れてノートに空白があると、駄目じゃないかと叱られましたよ。

私 困ったものですね。「プラス思考」に考えさせることが本当の意味での医療なのに、逆に**血圧心配症の人間、つまり「マイナス思考」の人間をつくってしまっている。**

Kさん 血圧を自宅で測るのはマイナス思考ですか。

私　マイナス思考ですね。だってそうでしょう。血圧が高ければ高いで心配し、低ければ低いで心配しているのですから。朝、昼、晩と血圧に振り回されて一喜一憂しているのは、どう考えても健全ではないですよ

まあ、どんな結果が出ても、「あ、そう！」と平常心でいられるなら測ってもいいのですが、たいていの人はいちいち不安になってくよくよするだけでしょう。

血圧なんてどうでもいい、ちょっと高かろうが低かろうが気にしないぐらいの方が、毎日を気持ちよく過ごせると思うんですがね。

Kさん　そりゃそうですが、測定器が目に入ると、つい測りたくなっちゃうんですよ。

私　測ってどうするんです、楽しいですか？

Kさん　楽しかないですよ。結果を見ていつも落ち込みますから……。あ、本当だ、マイナス思考ですね。

私　血圧を心配するのはほどほどにしてください。マイナス思考は病気をつくる大きな原因なんですから。

そう考えてみると、医者ってのは、暗い面ばかり見てしまう患者さんに、どうにか前向きに考えてもらおうと努力しなきゃいけないんですね。だって、患者さんをマイナス思考にさせて

しまったら、医師が自ら病人をつくり出しているようなものですから。

そもそも医師の役目というのは、病人を治療することではなくて、病人をつくらないようにすることなんです。病人がいれば診ることもありますが、病人がいなければ病気を治療する必要はありません。

Kさん　医者の本来の使命は病気を予防すること、ですか。かっこいいですね。でも実際そんなことになったらお医者さんは上がったりでしょう。経営が成り立たなくなっちゃいますよ。

私　いいじゃないですか。**世の中から病気がなくなって、医師がみんな失業する世の中になったら、こんな素晴らしいことはないと思いますよ。**警察だって、軍隊だって、裁判官だって、みんな同じことです。争いがあるから必要な職業です。

Kさん　確かにそうですね。でも、病気がなくなって、医者がいなくなるというのはすごいですよ。そんなことができますか？

私　時間はかかるでしょうが、不可能なことではないと思いますよ。それには病気の予防です。早期発見とは違いますよ。病気をつくらない予防に、もっと力を入れることです。それなのに、今は逆にマイナス思考を植えつけて病人をつくり出している、これでは駄目ですよ。

年々下がる最高血圧値

私　さて、話がだいぶそれてしまいました。血圧に戻しましょう。

私が大学を卒業した1969年（昭和44）頃の「高血圧症」の基準は、確か上が160で、下が100くらいだったと思います。

Kさん　え？　今とずいぶん違いませんか。

私　はい。その頃はせいぜいそのくらいだったと思います。それが少しずつ下がって、150になり、140なり、今では130以上の人を「高血圧症」と呼びます。

Kさん　ええ！　何でそんなに基準が変わっちゃうんですか。しかも、160が130になるのに、30年くらいしか経ってないじゃないですか。

私　そうですね、10年ごとに10ずつ下がってきましたから。下がってきたというより、意図的に下げられてきたというか……。ちょっとこの辺のカラクリをお話ししましょう。

日本では、血圧の基準値を10下げると、新たに高血圧症の患者が1千万人誕生するんです。

１６０以上が高血圧症だったときは、１５４の人は自分は大丈夫だと安心していました。それが「今日から１５０までが正常で、１５１以上は高血圧症です」と言われてしまった。さあ大変です。何とかして血圧を１５０以下まで下げなければならない。医者も薬を飲まなければ駄目だと言う。これで日本中で１千万人血圧の患者が増えました。薬屋さんは嬉しい笑顔です。医療界も喜びましたよ。なにしろ１千万人もお客が増えたのですから。

しかし、何年かすると物足りなくなりました。もう少し儲けたいと思うようになったんです。そこで業界がお金を出して育てている御用学者に、血圧の基準をさらに10下げてもらうように頼みました。そこで上の血圧を１５０から１４０に下げた。

昨日まで１４２だから大丈夫だと思っていた人達に、「１４０を超えているから、あなたは立派な高血圧症ですよ」とお墨付きを与えたのです。

与えられた人はびっくりです。今まで正常だったのに、「症」のつく病人になってしまったのですから。そうなると急に不安で薬を飲みたくなってきます。医者も飲まなければならないと言います。これでまた１千万人患者が増えました。薬屋さんも医療界も大喜びです。さらに１千万人のお客さんが、一斉に薬を買ってくれるようになったのですから。

そうこうするうちにまた10年ほど経ちました。以前の大儲けが忘れられない人達が、また相談を始めました。高血圧症の基準を140でなく130にしよう。そうすればさらに1千万人、薬を飲む人が増えるとふんだのです。そして御用学者を動員し、140を130に下げました。こうして今の高血圧の基準が決まったのです。

Kさん　うーむ、そんなふうにコロコロ基準が決まっちゃうなんて信じられないなあ。

私　そんなものですよ。国民の健康を考えて基準値を決めてなんかいません。お金儲けですよ。そういう節がときどき見え隠れします。

たとえば、サリドマイド事件のときもそうでした。西ドイツで「サリドマイド」という睡眠薬が開発されました。その薬は、どうやらつ、わ、りにもよく効くらしいというので、数多くの妊婦が服用しました。1961年のころです。しかし、しばらくしてそれを飲んだ妊婦達から、手足の奇形（アザラシ症）がある子どもが産まれるということがわかったんです。

この恐ろしい薬は、ヨーロッパの市場からたちまち姿を消しました。それに対して、日本国内では、すべての製品を回収し終わるまでに、警告からなんと約2年もかかったんです。

Kさん　2年間も！

私　お金儲けのためにずいぶん多くの方が犠牲にされてきました。つづいて起こったスモン病も、最近の医原性のエイズ病も、医原性の肝炎も……。これらはみんな製薬会社の利潤追求が引き起こした疾病でしょう。こういうのを見てると、国民の健康を第一に考えて医療政策をしているとはとうてい思えませんね。

Kさん　国民ではなく、利潤が中心ですか。じゃあ血圧の薬も？

私　血圧もコレステロールもその他もろもろ、みんな似たようなものですよ。

日本の人口は1億2千万人です。なかなか増えませんね。ということは、薬を買ってくれるお客さんも増えないということです。人口は増えないけれども、買ってくれるお客さんを増やしたい、売り上げを伸ばしたい。そこでどうするか？　血圧の基準を低くしてて、男も女も、老いも若きも、日本中みんな高血圧症の患者にしてしまうことです。それがまんまと上手くいって、今の日本の血圧心配症の世の中がつくられたのでしょう。

Kさん　私もまんまと乗せられた一人ってわけですか……。

私　今頃また御用学者達に集合命令がかかっているかもしれませんよ。血圧の基準が120になる日もそう遠くないかもしれません。そうしていつの間にか、大学の教授も、大病院の先生も、町の医者も、みんなして「血圧は120まで下げましょう」と言い出すかもしれません。くわばら、くわばら。

Kさん　ひええ、大変な世の中ですね。

私　この間、読んだ本に面白いことが書かれていました。五木寛之さんの『林住記』という本ですがね、ここを見てください。こう書かれているんです。

「血圧にしても、何度となく高血圧の基準が改定され、これまでなら正常と考えられた数値が異常とされるようになってきた。これを医学思想の進歩と手ばなしで礼讃することは、はたして正しいだろうか。最近の困った問題のひとつは、国民をやたらと病人にして、薬で治療させようとする動きが、政治がらみで目立ってきたことだ。」

ほらね、ちゃんと見ている人は見ているんですよ。医師でもない人が、よくきちんと見ているものだと感心しました。もっとも、医師でないから見られるのかも知れませんが。

Kさん　ほんとですね、たいしたもんだ。

私　どうぞ、もって帰って読んでください。お貸ししますよ。

化学調味料の販売の歴史

私 化学調味料の販売の歴史を知っていますか。

Kさん 化学調味料って、カップラーメンとかコンビニ弁当に入っているやつですか？

私 そうです。よく「乳化剤」とか「アミノ酸等」とかいう表示を見かけるでしょう。今ではほとんどの商品に使われていて、無添加のものを探すのは一苦労ですね。いま、「味の素」とか「だしの素」なんかは、各家庭にひとつはあるんじゃないですか？

Kさん ああ、よく料理に使いますよ。でも血圧のことと何か関係があるんですか？

私 ええ。化学調味料の販売の歴史を見るとね、血圧の基準値が国民の健康を考えて決められたのではないということが、よーくわかりますよ。

化学調味料（グルタミン酸ソーダ）が売られはじめた頃、容器に小さなスプーンがついていたのを覚えてませんか？

Kさん　あ、覚えていますよ。なんか耳かきのようなものがついてましたね。

私　そう、「このおさじ一杯の調味料をお鍋に入れるだけで、とっても美味しくなりますよ」と宣伝していたんです。

商品はよく売れました。でも、小さな耳かきのようなおさじですよ。一度に少ししか使ってもらえないでしょう。もっとたくさん売りたくなった会社は、大量に使ってもらうようにするためにどうしたと思います？

Kさん　スプーンを大きくしたとか？

私　いやいや、「耳かき一杯で十分に味が出る」と宣伝したのに、「やっぱり大さじ一杯にしてください」とは、いくらなんでも言えないでしょう。スプーンを大きくする案は駄目です。

頭のいいのがいるもんですよ。「そうだ、ふりかけ式にすれば消費者はもっと使うだろう」と考えついたのです。そこで会社は、瓶に小さな穴を開けて「ふりかけ式の容器」で発売したんです。

Kさん　ははは、頭がいいですね。

私　これで化学調味料の販売量は爆発的に増えました。国民はなんにでも化学調味料をかけました。漬け物にも、ほうれん草のおひたしにも、豆腐にも刺身にも、なんにでもかけました。果てはご飯の上にまでかけました。

さらに会社は、「化学調味料を使えば頭がよくなる」と宣伝させました。国民はパッパッパとなんにでも振りかけて使いましたよ。

しかし10年経つと、もっと売りたいと欲が出てきました。どうしたらもっと使用量が増え、もっともっと売れるだろうか。

そのとき、頭のいい社員が、「瓶の穴を大きくすれば、もっと販売量が増えるのではないか」と提案しました。この提案は見事に当たりましたね。小さな穴より大きな穴の方がたくさん出てくるものですから、販売量がぐーんと伸びたのです。

Kさん　へえ。私はてっきり、消費者のことを考えて、親切心で穴を大きくしてくれたんだと思ってましたよ。詰まらなくて便利になったから。

私　はっはっは。でも、この話は有名ですから、いろんなところに紹介されていますよ。

Kさん　まあ、資本主義の世の中ですからね。どうやったらもっと売れるかを考えるのは自由ですけど。耳かき一杯から、ふりかけ式にしてジャンジャン使わすとは……。うーん、敵もさるものですね。

私　そう、敵もさるものですよ。猿ですから引っかかれないようにしなくてはね。

もっとも、化学調味料では日本中が引っかかれましたね。みんな矛盾を感じないでパッパッパと振りかけたんですから。そのおかげで会社は大儲け、一方、国民は化学調味料を使いすぎて、アレルギー症状に悩む人が続出しました。

血圧の薬の場合も同じです。〝穴〟が大きくなったのです。160だった小さじスプーンが、振りかけ式の瓶になり、その瓶の小さな穴が140、130と、いつのまにか大きな穴に変化したのです。世の中、こういう仕組みで動いているのですから、気をつけないとまた引っかかれますよ。

1月の診察室

血圧測定の正しい知識

今は、誰もが自分の血圧をいつも把握できる時代です。
しかし、それは果たして良いことだったのか――。
気軽に測れるようになったぶん、その結果に一喜一憂して、
振り回される人がとても増えました。
あなたは、血圧を心配し過ぎてはいませんか？

いつでもどこでも血圧を測れる時代

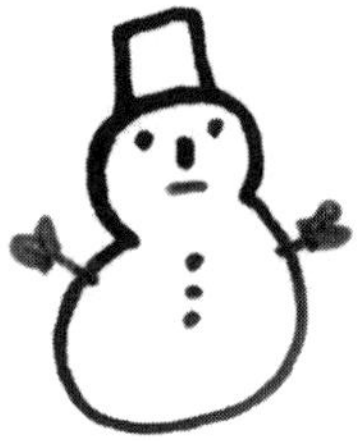

♨血圧心配症の人が増えている

Kさん　どうも先生、明けましておめでとうございます。毎日寒いですね。

私　ええ。今年もよろしく、と言いたいところですが、あまりしょっちゅう病院に来てもらっても困りますね。お変わりありませんか。

Kさん　ええ、おかげさまで。今日ここへ来る途中、血圧を測っている人を見かけましたよ。新年早々ご苦労なこった。

私　へえ、その方は上着を脱いで測っていたんですか？

Kさん　いやいや、さすがに街中でTシャツ一枚にはなれませんからね。セーターの上から測っていましたよ。

私　それじゃあ正しく測れないですよ。洋服の上から測ると、圧が十分に腕に伝わらないですから。きちんと腕まくりするか、上着を脱いで測ってもらわないと。ちゃんと腕を出せないのなら、冬は外で測るのはやめていただきたいですね。

Kさん　やっぱり、私のように家で測るのが一番ですね。

私　いえ、それも考えものですよ。そもそも、「血圧を家庭で測りなさい」という考え方に、私は賛成できないんですよね。

Kさん　え、なぜです。

私　確かに家庭での測定は、医療機関のように待合室で待たされてイライラすることもないし、白衣の医師を見るだけで血圧が変動するようなこともなく測定することができます。

でも、家庭で血圧を測らせると、ほとんどの人が一日のうちに何度も測るでしょう。起きたとき、ご飯を食べる前、風呂に入る前、寝る前、という具合に。

みなさん高い血圧を心配して測る。でもね、私に言わせれば「測る」という行為そのものが心配を増しますから、血圧は上がる。上がれば心配だからまた測る。下がるのを見届けるまで何度も測る。低かったら低かったで、そんなわけないとまた測る。これじゃ、いつまでたってもプラス思考に考えられないし、気持ちよく生活を送ることもできませんよ。

Kさん　じゃあ、家庭で血圧を測るのは不安を増すだけってことですか。

私　そう思いますね。得することはないでしょう。もちろん、医療界や製薬界は得をしますよ。

患者を不安に陥れることが大きな利潤に結びつくわけですから。

Kさんは、家で血圧を測ることが何かプラス思考を産むと思いますか？

Kさん　そういえば、家で血圧を測り始めると、いつも血圧が気になりますね。風呂に入るときも、ひやひやしますしね。

私　それじゃ、ゆったりのんびりしたくて入るお風呂が、ちっともリラックスできないですね。もし、血圧を測って高いとお風呂に入らないんですか？

Kさん　そりゃ入らないですよ。高いんですから。

私　はあ、不自由なもんですね。

〔Kさんと話をしていると、電話が入りました。〕

私　はい、もしもし。……いいですよ。気をつけていらっしゃい。

Kさん、ちょっと待っててください。患者さんが来るんです。今話していた「自分の家で血圧を測っている人」ですよ。血圧が高くて心配だから、急いで診てほしいと言うんです。

Kさん　いいですよ、今日は暇なんですから。

〔しばらくすると、患者さんが息を切らしてやって来ました。〕

Yさん　先生、さっき血圧を測ったら２００もあったんです。大丈夫でしょうか。

私　ま、落ち着いてください。では測ってみましょう。……180ですね。

Yさん　ああ、ずいぶん高いですね。どうしましょう。倒れませんでしょうか。

私　これくらいなら大丈夫ですよ。それに病院で血圧を測ると高めに出やすいんですよ。これから診察室に入る前には、少なくとも深呼吸を10回くらいしてくださいね。それだけでも血圧は簡単に20くらい下がりますから。

それはそうと、ここまでどうやっていらっしゃいました？

Yさん　え、自転車ですが。

私　それは危なかったですね、無事でよかった。

Yさん、いいですか。血圧が高くて倒れる確率ってものすごく低いのです。それより交通事故に遭う確率の方が、ずっと高いんですから。交通事故の負傷者数は毎年100万人以上です。一方、脳血管に関する死者は15万人。

まあ、これはひとつの例え話ですけどね。ちょっと血圧が高いと思ったら、家で横になってるのが一番ですよ。動けばもっと血圧は高くなるでしょうしね。今日のところは大丈夫ですから、家に帰って横になりましょう。

Yさん　薬は……

私　薬は必要ありませんよ。降圧剤に頼るよりも、ストレスや睡眠不足の解消、食事の改善、運動不足の解消なんかの血圧を上げる原因を取り除く方にエネルギーとお金を使ってください。

Yさん　そうですか。では帰りますが、また高くなったら来ますね、先生。

私　ちょっとくらい高くても大丈夫ですよ。車にお気をつけて！

♨ いつ測った血圧が本当の血圧か

Kさん　さっきの患者さん、大丈夫でしたか？　何だか心配そうに帰って行きましたけど。

私　あなたと同じ「血圧心配症」の人でしたよ。こういう方が、毎日、しょっちゅう来ますね。こういう人が増えたのも、家庭内血圧測定があちこちで頻繁に行われるようになってからです。30年前にはなかった光景ですよ。

Kさん　うちにも家庭用の血圧計がありますよ。測るのがすごく簡単なんです。

私　手軽に測れるようになったぶん、間違った知識で測定してしまう方も増えましたけどね。ところで、Kさんはいつ測った血圧が本当の血圧か、つまり、どの時点の血圧を標準にして血圧が高いとか低いとか言うのか、ご存じなんですか？

Kさん　え、そんなこと考えたこともなかったなあ。でも、前かかっていたお医者さんからは、

「朝起きたら測りなさい」と言われてましたが。

私　そう指導する医療機関は多いですね。しかし朝起きたときに測れと言うのは、何か科学的根拠があるのでしょうか。不思議です。根拠などないのに、みなさん「朝、測りましょう」と言う。なぜでしょうねえ。

Kさん　え、そうなんですか。お医者さんの言うことだから、頭っから信じちゃっていたなあ。

私　高価な薬を飲まされないためにも、**まず、朝は高いものだと理解してください。それは体が「さあ、これから起きて活動するぞ」と血圧を上げて、日中の活動に備えるからです。**

Kさん　なるほど。となると、血圧を測るのはいつがいいんですか。昼食のあと？　それとも夕食のあと？　いったい血圧ってどんなときに下がるんです？

私　だいたい食事の後は血圧は下がります。それから、風呂から上がった後や、排尿や排便の後も下がります。急に立ち上がったときも血圧が下がることがあります。

ただ、下がっているところがその人の血圧だと考えるのは違いますよ。もしも下がっているときがいいのなら、一番下がっているときを探さなければなりません。これは難しい。

では、高いときの血圧をその人の血圧と認識するのが正しいのでしょうか。もしも高いときを基準とするなら、階段を上がったり、走ったとき、びっくりしたときなどに測ることが必要になってきます。でも、そんなことはできないでしょう。

Kさん　ウーム。なんだか標準の血圧を測るのは不可能に近いですねえ。

私　要するに、いつ測ればいいのかという明確な基準がないのです。世界保健機構（WHO）がきちんと決めてくれればいいのですが、どうも決められていないようです。血圧測定というのはそれほど曖昧《あいまい》なものなのです。

Kさん　なんだ。いつ測ればいいか、お医者さん達にもわかっていないんですか。

私　そうなんです。日本動脈硬化学会が設定している「高血圧診断基準のガイドライン」の値だって、科学的データもないのに低く設定されすぎています。極端な話、医療者側にとってみれば、どの時点でもどの姿勢でもいいんですよ。高い血圧が一度でもあれば、薬を飲ませる口実ができるんですから。

Kさん　先生、そんな言い方をすると、他のお医者さんから嫌われますよ～。

私　いやはや、つい本音が出てしまってね。気をつけましょう。でも、あなただからこんな話ができるのですよ。とても本などには書けません。

まあそれはさて置き、今は多くの人が家で適当に測った血圧を「正しい」と思って判断してしまっているんです。だいたい、血圧を測定するときに「10分以上、静かにしていて、椅子に

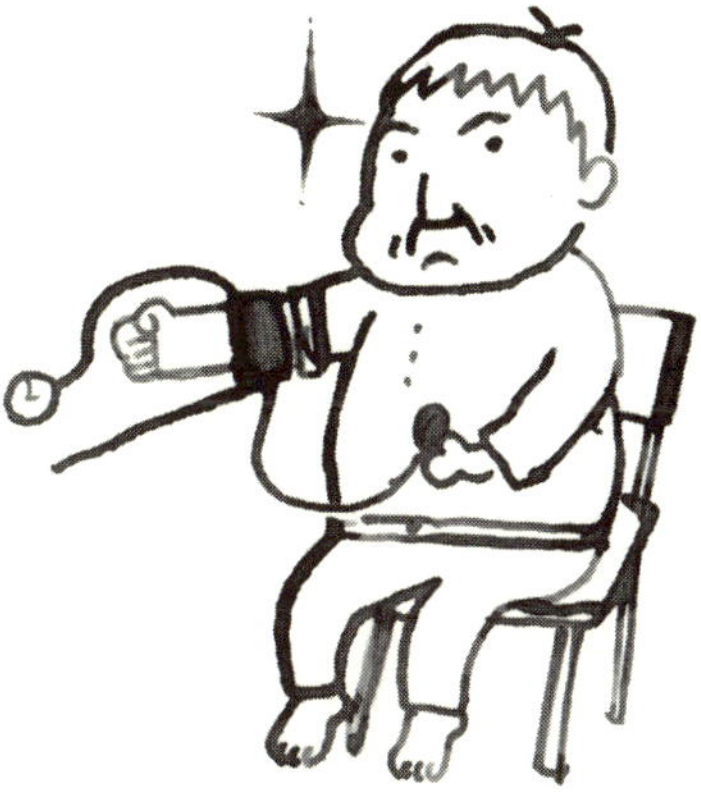

座った状態で測る」という条件を守っている人がどのぐらいいるんでしょうか。

Kさん　今までそんなふうにきちんと血圧を測ったことないですよ、私。

私　私の診療所でさえ、そんな状況で測られていませんよ。待合室で10分ほど待って、「誰々さん、お入りください」と呼ばれて診察室に入る。そのとき20歩ほど歩くでしょう。この時点でもうすでに「静かに座っていた直後に測る」という条件は崩れていますから。

それから、平常心で来る人もいれば、おろおろ心配しながら来る人もいる。動いた上に心配すれば血圧は上がります。おまけに白衣を着た医者が前に座っているのです。精神的なストレスを感じない人は少ないでしょう。何か言われるかな、この前の検査の結果はどうだったかな、なんて心配してしまいます。

Kさん　ますます「きちんとした血圧」を測るのが難しく思えてきたなあ。

私　そうですよ。**なんと言っても、血圧はすぐに変化しますからね。空に浮かぶ雲のようなものなんです。一分ももたないで変わりますよ。いつも頻繁に変化させて、そのときの体に一番合った血圧を選んでいるんです。**

朝起きたとき、外を歩いているとき、初対面の人に会ったとき、家族とゆったり過ごしているとき、もちろん、こうしてここに座っているときにも。たいしたもんですね。感心しますよ。その都度、一番いい血圧を選んで体を守ってくれているんですから。

Kさん　私が家で血圧を測るとき、一回目と二回目で20くらい違うことがあるんです。びっくりして、しばらくしてから測ると、また違うんですよ。五回くらい測るんですが、全部違うんです。そんなにころころ変わるんじゃ、どれをノートに書いたらいいのでしょう。いったいどの血圧が本当の血圧なんですかね。

私　どれもみんな本当の血圧ですよ。一回目は一回目の血圧だし、二回目は二回目の血圧です。三回目は三回目の血圧で、それもまた正しいのです。血圧は一分どころか一秒ごとに変えています。そしてそれらは全部あなたの血圧です。どれが本当かなんて言うことはできませんよ。

Kさん　そんな殺生な……。

私　だから言ったでしょう。血圧なんて、空に浮かぶ雲のように捉えどころのないものなんだから、いちいち気にしない方がいいのです。
　まあ、どうしてもノート記録したいのであれば、五回測ったうちの一番高い血圧と一番低い血圧は捨てて、残りの三回の血圧の平均を記しておくのがいいんじゃないですかね。
Kさん　三回の平均ですか。ずいぶん面倒ですね。
私　面倒ですが、それが一番公平な血圧ですよ。そもそも、よくそんな面倒なことをせっせとおやりになると感心していますよ。
Kさん　もう習慣ですね。一度心配し出すと止まらないんです。朝、測るでしょう。すると昼にもまた測りたくなる。夕方も、風呂に入る前にも、寝る前にも。
私　忙しいことですね。高ければ高いでまた測って、低ければ低いでそんなわけはないと思いまた測る。測らなければいいのですよ。測るから高いの低いのと気になるんです。

もしも家で測るなら

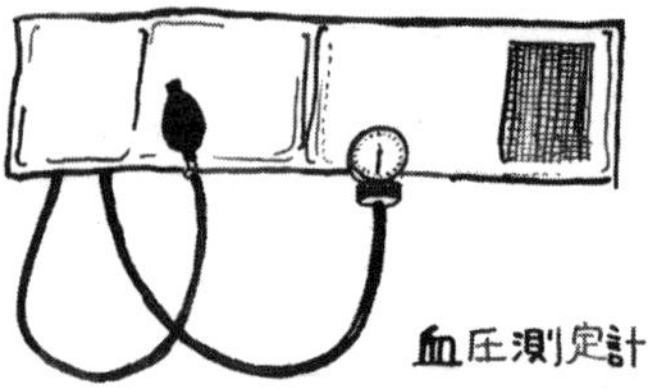

♨ 血圧測定の四カ条

私　しかし、どうしても家で測りたいというのでしたら、次のことを注意してください。

①安静にしたあとで測る。
②心が安定していることを確認して測る。
③椅子に座って測る。
④腕を十分まくって測る。

よく何かをしていたあとで急に測る人がいますが、これはいけません。10分ほど安静にしてから測らないと、高い値が出てしまいます。

Kさん　家にいると、つい思い出したときに測っちゃうんですよね。庭の水まきをしてる最中なんかに、「あ、今日は血圧を測ってないな」って途中でパッと靴を脱いで家に入って、すぐに血圧を測るなんてことがよくあります。

私　安静にしないですぐに測るのは、走ったあとですぐに

測るのと同じだと思ってください。動いていた直後に測る血圧が高いのは当然ですから、その血圧を見て高いと思わないこと。ましてやその血圧を目安にして薬を増やさないでくださいよ。

Kさん　わかりました。今後気をつけます。

私　次に、心が安定しているときに測ってください。怒ったり、悲しんだり、イライラしていたりすると、体はストレスから身を守るためにすぐ血圧を上げます。

　ひどく怒っているときに額に青筋が立つことがあるでしょう。あれは、怒りの感情のために頭に血が上っているんです。それほどでなくとも、動揺したり、マイナスの感情でいっぱいのときは、血圧は上がります。だから血圧が高くなるのを防ぎたかったら……

Kさん　マイナス思考をしないこと！　ですよね。

私　その通り。いつも怒らず、怖れず、悲しまず、明るく、朗らかに、活き活きと勇ましくの心境、つまりプラスの感情でいれば血圧は高くならないはずですよ。

　でも、怒ったり心配したりしているときの自分の血圧を知るのも、面白いかもしれませんね。そういうときは血圧が上がるということがわかれば、怒らないようにしようとか、もう泣くのはやめにしようというふうに考えられるかもしれませんから。

Kさん　ああ、そいつはいい！　今度試してみますよ。

それから先生、「椅子に座って測る」というのは、立ったままとか、寝そべったままで測らないということですか。

私　そうです。血圧は、「心臓の高さにある上腕の血圧を座って計測した値」が基準ということになっているので、椅子に座って、心臓の高さに血圧計を置いて測ってください。外で測るときに椅子がなくて立ったまま測るところもありますが、座って測るのが原則だと思ってください。

Kさん　でもときどき、血圧を測りますから寝てください、という言われることがありますよ。あれは間違いですか。

私　間違いだと言い切ることはできませんが、健康な人をわざわざ寝かせて測る必要はないでしょう。普通の人は起きて活動しています。起きることができない病人をベッド上で測るときは仕方ありませんが、通常は椅子に座った状態で測った血圧をその人の血圧とするのです。

さて、次に「腕を十分にまくって測る」ということですが、これは先ほどお話ししたように、洋服の上から測ってはいけないということです。きちんと腕まくりするか、上着を脱いで測ってください。

それから測るときは右腕で測ってください。

Kさん　それはなぜですか？

私　左腕だと心臓に近いために少し高く出るんです。まあ、ほとんど問題ないくらいですが。

Kさん　わかりました。

私　それと、部屋の温度も気をつけてくださいね。気温の低いところで、ガタガタとふるえながら測ったのでは血圧に影響しますからね。そしてきちんと排尿、排便してから測ることも大切です。おしっこを我慢しながら測ったのではきっと高くでますよ。

♨ 血圧計の仕組みを知ろう

私　家庭で血圧を測るのなら、血圧計の仕組みも少し知っておいた方がいいですね。まず、血圧の単位はエイチジー（Hg）、つまり水銀の単位だということを理解してください。この血圧計を見てください、中に水銀が入っているでしょう。水ではなく、水銀なのです。

Kさん　なぜ水じゃないのですか？

私　水でこの血圧計をつくろうとしたら、少なくとも天井くらいの高さの血圧計になってしまいますよ。こんなに小さくは作れない。そこで水よりも13倍も重い水銀を使うんです。そうすると、水でつくる13分の1の長さでつくれるというわけなのです。

たとえば、水の血圧計を使って血圧200（水銀で20センチの高さ）の人を測るとすると、20センチ×13＝260センチ、つまり2メートル60センチにもなります。これは水を2メートル60センチの高さまで吹き上げる力を指しています。

Kさん　すごい力だ。まるで噴水じゃないですか！

私　それだけの力をかけないと、重力に逆らって頭の隅々まで血液を回せないんです。

そしてこの圧力を、空気を入れたゴム袋で測ろうというわけなのです。このゴム袋をマンシェットというのですが、ここに空気を送り込んで測るのです。そして少しずつゆっくりと空気を抜いてゆきます。そうして最初に音が聞こえてきた所が、上の血圧というわけです。マンシェットで押しつぶされていた血管が、少しずつ空気が抜けたことにより広がる。流れが止まっていた血液が、サーッと流れたときに血管の壁にぶつかって音が出るんですね。

そして少しずつ血液が流れて十分に血管が広がると音が消えます。その消えた所が下の血圧です。やってみますか？　聴診器を耳に当ててください。そうです、そうです。マンシェットを巻いて、空気を抜きますよ。音が聞こえてきましたか？

Kさん　まだ聞こえてきませんが……。ああ、聞こえてきました。

私　そこが上の血圧です。148ですね。

Kさん　あっ、音が聞こえなくなりました。

私　そこが下の血圧です。86ですよ。

そして年を取ると血管が硬くなるから、このゴムの袋・マンシェットに強い力をかけないと血管が押しつぶされないんです。つまりそれが高血圧なんですね。

Kさん　なるほど、子どもだったら血管も弾力性があって軟らかいから、ちょっと圧力をかけるだけですぐ血管はぺちゃんこになる。つまり血圧が低い……。そうか、これが先生のおっしゃっていた「加齢」ということなのですね。

私　そういうこと。**血圧が高くなるのは加齢現象なの。顔にシワができるのと同じ。病気じゃないんだから薬を飲んだってしょうがないんです。むしろ血圧を下げたら、体の隅々まで血液を送れなくなっちゃうんです。**ここのところをわかってほしいのですよ。

知らぬが仏

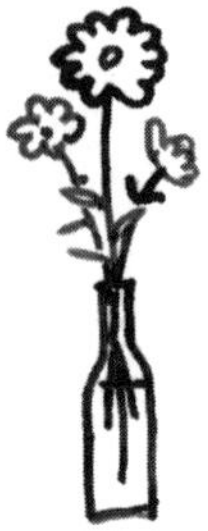

私　緊急の場合、たとえば心筋梗塞だとか、脳卒中だとか、お腹が痛いとか、そういう急性の疾患に対して血圧を測ることは大いに意味があります。命に関わることですから。
　でも、いわゆる慢性疾患、成人病、生活習慣病なんかの血圧測定は、そこまで必要ないというのが私の意見です。

Kさん　よっぽどのことでもないかぎり、血圧なんかいちいち測るなと。

私　ええ。だってたとえば、もし家で何げなく測った血圧が200だったらどうします？

Kさん　そんなに高かったら、もう、びっくりしますよ。すぐ病院に行くでしょうね。

私　そらね。みなさんそう言いますよ。でも、覚えておいてください。**どこも具合は悪くないのに、頭も痛くないし、めまいもしないのに、測ってみると血圧がやけに高いということはよくあることなんです。**

いちいち測らない方がいいの。「知らぬが仏」って言うでしょう。知れば腹も立ち、苦悩や面倒も起こるけれど、知らなければ余計な心配もせず、仏のように穏やかでいられるんです。だいたい病院に行っても、良心的な医者なら何にもくれませんよ。静かに横になってなさいと言われるだけです。それだけのために診察料を払うなんてばかばかしいじゃないですか。変な医者にかかったら、それこそ大変です。やれ薬だ、検査だ、CT《シーティー》だと、お金をしぼり取られますよ。

Kさん　私も以前、夜中に血圧が高いので急いで近所の病院に行ったとき、CTを撮られました。それから血液検査に心電図。

私　えらい出費でしたね。それで、何ともなかったでしょう。

Kさん　ええ。でも、帰りには薬もくれました。血をさらさらにする薬だからと言って。

私　まったく心配ないとわかっていても、CTやMRIも撮るという病院は多いですよ。

Kさん　何でですか？

私　そりゃあ機械の減価償却でしょう。高い機械を買ったんですから、使わないとお金が入りませんもの。そこにあなたみたいな神経質な人が来ればしめたもの。まさしく〝鴨ねぎ〟ですよ。鍋の湯が煮立ったところに、鴨がネギを背負って「こんばんは」と入ってきたようなもんです。

Kさん　とほほ……。鴨ねぎですか。

私　だから少し血圧が高くても心配しない。心配するからいろいろお金もかかる。

　前にもお話ししましたが、血圧というのは、しょっちゅう上下しながら、私達の体を絶妙にコントロールして守ってくれているんです。座っているときは座るのに一番適した血圧にしているし、ヒョイと立ち上がるときはそれに必要な血圧に上げるんです。座っているときの血圧のままでは、立ち上がったときに目を回してしまうでしょう。立ち眩《くら》みですよ。同じように、歩くならちょっと微調整、走り出すならまた微調整。

Kさん　そんなにいつも体に合わせて上がったり下がったりしてるんじゃ、いちいち測るのがばかばかしくなってきましたよ。

私　ま、早い話がそういうことです。心配しないことが一番です。体は瞬間瞬間、そのときの最適な状態に血圧を調節しているということがわかっていただけましたか？

Kさん　よーくわかりました。

私　では、今日は薬はいりませんね。

Kさん　いやいや、薬はもらいます。その、やはり心配ですからね。

私　「脳梗塞が二倍」ですよ。それでもいいんですか？

Kさん　う……いいんです。もう少し飲ませてください。まだ、ちょっとやめる気にはならないんです。すみません。

私　わかりました。では、カルテには「どうしても飲ませてくれ」と患者さんに懇願されたと書いておきましょう。脳梗塞になられたときのアリバイです。ま、あなたのような人がいないと、この診療所も成り立ちませんからね。

それではお大事に！　ゆっくり休んでください。それから血圧を気にするなら、体重も気にしてくださいよ。

2月の診察室

プラス思考のすすめ

人がこんなにも薬に頼って生きるようになったのは、つい最近のことです。私達は生まれながらにしてもっている、ケガや病気を治す素晴らしい力「自然治癒力」があります。

体の不調は自然からのメッセージです。その〝体の声〟を、薬で黙殺してしまうのではなく、もっと別の方法をKさんと一緒に考えていきましょう。

薬に頼らない生き方①

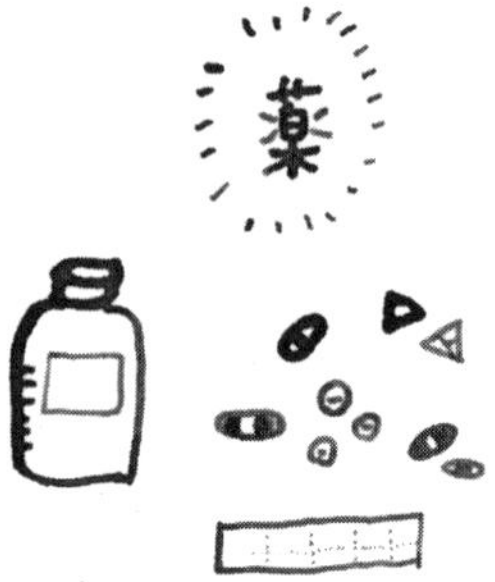

♨ 薬は急にやめても良いか

私　こんにちは。だんだん暖かくなって来ましたね。

Kさん　ええ。もうコートもいりませんよ。今日みたいに天気が良いと、歩いていても気持ちがいいや。

私　ああ、いいですね。今日は138の76ですね。

Kさん　本当ですか。じつは薬が切れてしまって、昨日から飲んでないんですよ。

私　それは良かった。ほら、薬を飲まなくても大丈夫だって証明ができたじゃないですか。これを機会に、そろそろおやめになったらどうです？

Kさん　でも先生、本当に急に薬をやめても大丈夫でしょうか。一度飲み始めたら、ずっと飲みつづけなきゃいけないんじゃないんですか？

私　そう思い込んでいる方はたくさんいますね。少し血圧が下がっても薬をやめたらまた上がるんじゃないかとか、やめたら麻薬のような禁断症状が出てくるんじゃないかとかね。でも、そんなことは全くありません。

やめようと思ったときがやめるときです。**薬は急にやめようが、徐々にやめようが関係ありません。今までずいぶん多くの人達をやめさせましたが、悪くなった人を私は一人も知りません。**悪いのは、うちの経営だけですよ。

Kさん　本当ですか。

私　逆に、お年寄りなんか、今までなんとなく重かった頭が、薬をやめたらすっきりしたって喜んでますよ。そりゃ当たり前です。今まで血圧を無理に下げていたから、頭の隅々まで血液が回らなかったんですからね。これぞまさに「血の巡りが良くなった」というやつですよ。

こういう方が多いのには驚かされます。それほど血圧の薬というものは、血の巡りを悪くしていたのかと思うと反省させられます。

♨「マイナスの言葉」に気をつける

Kさん　薬を飲まずに、血圧をいい状態にしておく良い方法は何かありますか？

私　そうですねえ。まず、どんなことが血圧を上げるのかを知っておかないとね。原因がわからなければ解決法も見つかりませんから。

だいたい高血圧で悩んでいるの人の多くは、食べ過ぎで太っているとか、ストレスの多い生活をしているとか、食事の塩気が多すぎるとか、生活習慣に問題があるので、まず、そういう原因を取り除く必要があるんです。

血圧に関係する要因を整理しますと、次の5つくらいが主なものでしょう。
①ストレス
②体重
③食事
④運動
⑤休養
⑥年齢
ストレスが血圧に関係していることは、これまでずいぶん話しましたから、もうおわかりになったと思います。
Kさん　ええ。それはよーくわかったんですが、じゃあ、どうしたらそのストレスを減らせるのかが問題なんですよ。何をするのが一番いいですかねえ。

私　何でもいいですよ。ご自分の好きなことをなさってください。入浴、マッサージ、好きな音楽を聴く、映画を観る、花を生ける……。それぞれ自分なりのリラックス法を見つけて実行するといいですね。

でも何といっても一番いいのは、プラス思考をもつことです。どんなことも良い方に良い方に考える。少し嫌なことがあっても、「ああ嬉しい、こうして生きていられる！」これくらいの気持ちでいることです。

Kさん　どうすれば、そんなふうに考えられるようになりますか。

私　**まず気をつけてほしいのは「言葉」ですね。自分の発する言葉に気をつける。暑い、寒い、痛い、痒い、嫌だ、疲れた、できない、あの人は嫌いだ云々……、こういうマイナスの言葉は、たとえ心で思っても口に出さないことです。**

Kさん　難しいですよ。だって何か失敗すれば「やっぱり駄目だった」とか「自分には無理だ」と言ってしまうし、苦しければ「ああ、もう嫌だ！」と言ってしまいますよ。

私　言ったあと、どんな気分になります？　嫌な気分は消えますか。

Kさん　いいえ、嫌な気分のままです。でも、苦痛があったら誰だって不満を言うでしょう？

私　「痛い」と100回言えば痛みが消えるならまだいいですが、痛いところは痛いままです。

それどころか、周りの人を悲しい気分にさせ、自分もさらに落ち込みます。マイナスの言葉というのは口に出すと、それが耳から入って倍になって心に届くからね。

もちろん身体的にも良くないことが起こります。副腎から血圧を上げるホルモンが出て行って血圧を上げるんです。血圧を上げたくないならそういう言葉は慎むことですね。

Kさん　マイナスの言葉を口に出さないだけで、ずいぶん違いますか。

私　ええ、それはもう実際に試してみるとよくわかります。私の尊敬する方に中村天風《なかむらてんぷう》という人がいます。この方は、日本に初めてヨガとプラス思考を広めた人で、「人生というものは、言葉で哲学化され、科学化されている。言葉は人生を左右する力がある」（『運命を拓く』・講談社）とまでおっしゃっていました。

もし今よりもっと幸せになりたいのなら、物事を良い方に良い方に考えて、実際に言葉に出してみることです。そうするとその言葉に引っ張られて、自然と思い描いたことが現実になるんです。

アメリカでも、カール・サイモントン博士が開発した「イメージ療法」という治療法が成果を上げていて、プラス思考のもつ力が認識されつつあります。

Kさん　イメージ療法？

私　病気が治っていくイメージを強く心に思い浮かべるんです。たとえば、自分の体の細胞がガン細胞を食いつぶしていくイメージを思い浮かべるとか、冷え性の人が太陽とか夏の日を思い浮かべたりする。そうすることで、実際にがん闘病者の生存率が高くなったり、血行が良くなって全身が温かくなってきたりするというんです。

Kさん　思い浮かべるだけでですか⁉　プラス思考って、そんなに人間の体に大きな影響力を与えるんですか。

私　人間のもつイメージの力というはものすごい威力なんです。それがネガティブに作用すれば、病気を引き起こすエネルギーにもなるし、ポジティブに作用すれば病気も治る。

どうぞ一カ月でもいいですから試してみてください。「できない」「上手くいかない」の代わりに、「きっと大丈夫」「こうすればできる」と言うようにしてみてください。寒い日も、暑い日も「暑さ寒さも自然の恵みだ」と言ってみてください。嫌いな人の悪口を言うのではなく、その人の良さを見つけることを楽しんでください。

マイナスの言葉をぐっと飲み込んで、できるだけプラスの言葉に変えるんです。

Kさん　わかりました。さっそく今日からやってみますよ。

♨「笑い」は最高の治療薬

Kさん　しかしマイナスの言葉が、そんなに体にも心にも良くない影響を与えるとは知りませんでしたよ。

私　そもそもマイナスの言葉の裏には、怒りや不安や心配の感情があります。不安や心配事があれば心臓はドキドキ速く打ちますし、怒りでガタガタと震えたりもします。こんなふうに感情と体は密接に関係しているのです。

ちょっと難しい話で言えば、交感神経が優位になるストレス状態のとき、血圧は上がります。逆にのんびりしているときは、副交感神経が支配しているときですから血圧は下がるんです。

Kさん　のんびりしているときですか。笑っているときなんかはどうです？

私　笑いはもう最高の治療薬ですよ！　一日100笑い、これが一番お金のかからない一番よく効く血圧降下剤です。ここ十年の世界的な研究で、医学的にも「笑い」が体にいいことがわかったきたんですよ。

Kさん　へえ、本当ですか！

私　ええ。どうやら笑うと、脳の中から脳内麻薬というものが出て、末梢血管が広がるために、血液の流れがよくなるらしいんです。隅々まで十分な酸素や栄養分が行き渡るおかげで、新陳代謝が活発になって、老化を防いだり、病気を防いだり、体の悪いところを治そうとする免疫細胞が増えるというわけです。

人間、誰しもプラスとマイナスの感情を同時にもつことはできません。ぷんぷん笑うとか、イライラ喜ぶとか言わないでしょう。楽しく笑っていれば、マイナスの感情は入って来られないんです。だから、とにかく笑う。これにつきます。最近、いつ笑いました？

Kさん　……思い出せないくらい前ですね。なかなか笑う機会って少ないですから。

私　そう言わずに笑いを探しましょうよ。テレビだってラジオだって、探せば面白い番組はやってますよ。新聞にも思わず笑ってしまうような記事が載ってますしね。落語や小咄、漫才なんてのもいいですよ。

Kさん　落語や漫才のCDなら、ときどき図書館で借りますよ。やすきよなんて最高ですね。

私　私は「笑点」を録画して集めているんですよ。あれは悲しいときでも笑えます。落語、漫才、その他のお笑い芸などと、面白いものがやっていればビデオに撮ります。ジャンルを分けてテープもつくってあるんです。もうずいぶん貯まりましたよ。ときどき通勤の行き帰りなんかに聴いていますね。こうやって他人の笑いをどんどん利用するんです。「他人の手を借りる」

と言ってもいい。

Kさん　他人の手を借りる？

私　そうです。文字通り、他人にくすぐってもらうんです。そうそう、「くすぐる」という漢字は面白いですよ。てへんに楽しいと書いて「擽る」。

Kさん　本当だ。まさにそうですね。擽ると聞いただけで脇の下がむずむずしてきましたよ。どうしても笑うネタがないときには家内にやってもらいましょう。

私　そうしてください。でも、その笑わせてくれる人が、いつも自分の側にいてくれるとは限りませんよね。やっぱり日常の笑いは自分でつくらないとね。

Kさん　笑いを自分でつくり出すなんて、今まであまり考えてこなかったなあ。

私　じつは私も研究中なのですよ。人が毎日笑うにはどうしたらいいのか、笑いを日常生活に取り入れるにはどうすればいいのか、最近ずっと考えているんです。

Kさん　何かいい方法が見つかりましたか？

私　まずひとつに、嫌なことがあっても、とりあえず声に出して笑ってみるという方法です。

Kさん　嫌なときに笑うんですかあ？　無理ですよお。

私　無理でも何でもいい、とりあえず「あいうえを」で笑ってみてください。「あっはっは」

「いっひっひ」「うっふっふ」なんてね。鏡を見ながら一人で笑ってもいい。やっているとバカバカしくて、ひとりでに笑えますよ。「かきくけこ」でも、「さしすせそ」でも何でもいい。「はひふへほ」は万国共通ですからやりやすいですよ。「はーはっは、ひーひっひ」でしょう。ほら、ご一緒に。ふふふに、へへへ、ほっほっほですよ。

Kさん　あははは。不思議だなあ。声に出したら、本当に少し楽しくなってきましたよ。

私　そうでしょう。**笑えばガン細胞だって消えるし、膠原病だって治るってことが、ちゃんと証明されている時代ですからね。まさに「笑う門には福来たる」なんですよ！**

そうそう、この間も「笑う門には福来たる」なんて話しをしていたら、家内の友人が訪ねてきてね、「うちの主人が定年になって背広が余ってるんです。着てくださいませんか」って、ご主人の服をもって来てくれましたよ。これぞまさに「笑う門には服来たる」です。

Kさん　ははは、笑う門には服が来る、ですか！

私　冗談みたいですが、本当の話ですよ。これでひとつ駄洒落ができましたね。こういう具合に駄洒落をつくるのもプラス思考への第一歩ですよ。

Kさん　なるほどなあ。私もそういう駄洒落なら、しょっちゅう子どもに言うんですけど、たいてい「親父ギャグだね」ってバカにされるんです。

私　いやいや、親父ギャグは頭が悪いとできませんよ。笑いをつくり出すには、頭をそうとう働かさないといけない。ちょっとしたことを笑いにできないかと、常に考えるのですからね。

Kさん　頭が良くないと親父ギャグはつくれない——、いい台詞ですね！　今度それ使わしてもらいます。

私　どうぞどうぞ、使ってください。著作権は放棄しますよ。

それから、落語や小咄の本をいくつも読んで覚えたりするのもいいですね。

Kさん　好きな落語を覚えてやってみるのもいいですか。

私　もちろん。落語の良いところは、毎日の生活で起きるマイナスの出来事を笑いに変えてくれるところです。だから、そういうものをたくさん自分の中に取り込んでいくと、だんだん「落語的なものの考え方」が自然とできるようになってくると思いますよ。

Kさん　自分で面白い川柳をつくってみたりしてもいいですか？

私　ええ、もちろん。とにかく笑おうと思う心が大切なんです。笑いが心にも体にもいいんだということが、胸にストーンと落ちることが先決です。薬に頼らず、笑いをつくる。

Kさん　「血圧は、薬飲むより、大笑い」。

私　はっはっは、一句できましたね。その意気ですよ。

　笑いは最高の薬です。降圧剤なら飲んで効いてくるのに30分はかかるでしょう。注射だって3分や5分はかかる。でも笑いは即座に効く。その上に会計なしですよ。しかも副作用もなしときているんですからたまらないでしょう。

　まさに「大笑い、血圧下げて、金貯まる」ですよ。

Kさん　いや、待ってください。副作用ありますね。

私　え？　どんな？

Kさん　だって、笑い過ぎで顎《あご》が外れるかもしれませんよ。それに腹の皮がよじれたり、顔にシワが寄りますよ。涙だって出る。そうしたら先生、責任とってくださいね。

私　そりゃあ大変ですね。でも笑いジワなら素敵じゃないですか。やっぱり笑いには副作用はありませんよ。あるのは福作用じゃないですか。

Kさん　「ふく」は「ふく」でも幸福の「福」ですか。あっはっは、こりゃどうも。

私　そうだ、これからは薬を処方する代わりに、落語のテープでも処方しようかな。

Kさん　その試みは日本初ですね！　マスコミにも取り上げられちゃいますよ。

私　笑い話を書いた紙でもいいですね。「はい、今日のお薬です。どうぞ、十分に笑ってください」なんていうのは面白いね。

Kさん　まさに笑いの処方箋ですね。そうなったら、私には「やすきよ」の漫才テープを処方してくださいね。あれが一番効きそうですよ。

私　とにかく笑いはストレスに効きますからね。笑顔もいいですよ。笑顔は周りの人にもプラス思考を与えますから。

Kさん　ほんとですね。にこにこしている人を見ると、なんだかこっちまで嬉しくなりますよ。私も仏頂面していないで笑顔を心がけましょう。その方が血圧も下がりそうですね。

私　「情けは人のためならず」という諺《ことわざ》があるでしょう。私はね、「笑いは人のためならず」という諺もあってほしいと思うんです。笑わせればその人を幸福にできます。そうしてその幸せは、必ず自分にも返ってくるんです。

Kさん　笑いは人のためならず。うん、いい言葉ですね。今まで誰かを笑わせようなんて考えたことありませんでしたよ。

私　もう、いつでも笑うことを癖にするのがいいですね。笑い癖をつける。ご飯を食べるときも、食べ終わったときも、わっはっはとやれば、食前・食後に血圧の薬を飲んだのと同じくらいの、いやそれ以上の効果がありますよ。運動不足も体に悪いですが、笑い不足というのはもっと体に悪いですね。

Kさん　おっ、「笑い不足」ですか。いいですねえ、またまた先生得意の新語ですね。「最近、笑い不足で心が筋肉痛だよ」なんてことにならないように、日頃から気をつけますよ。

♨ 感動すること、感謝すること

私　それから感動すること。これも笑いに負けず劣らずストレスにいいですよ。ときどき、「いやあ、たいしたものだ」と感銘を受けることがあるでしょう。そういうとき心は活き活きとして、マイナスの感情なんかどこかに行ってしまいます。プラスの心だけが残るんですね。

世の中すごいことがあるものです。すごい人がいるもんです。そういう感動に出会うたびに、心が洗われてプラス思考になるのです。そうすれば血圧も下がるというわけです。

Kさん　私も本を読んで「よし、自分もがんばろう」と元気をもらったり、音楽を聴いて穏やかな気持ちになったりすることがありますよ。そういうのは、体にも心にも、そして血圧にも良いことだったんですね。

私　そうです。そしてあらゆることに感謝すること。感謝の心があれば不平不満は出ません。暑さにも感謝、寒さにも感謝、雨が降っても、風が吹いても感謝、感謝。

少し味が悪かろうが、食べ物があるということに感謝。そしてつくってくれた人に感謝です。ただテーブルの前に座っていれば、ご飯が出てくるなんてことはないんです。誰かが自分のためにつくってくれたんです。それに気がついたら、感謝せずにはいられませんよ。

Kさん　そうですね、野菜をつくってる農家の人にも感謝、感謝ですね。

私　そうです。感動して感謝して、そして感激する。これが本当の三感王ですよ。

Kさん　「歓喜の世界に悲哀はなく、感謝の世界に不満はない」「すべてのことを喜び、すべてのことに感謝していく。感謝に値するものがないのではない。感謝に値するものに気づかないでいるのだ」……これは中村天風氏の言葉です。

私　何にでも感謝といえば、こんな唄にもありますね。

しのび会う恋を　つつむ夜霧よ
知っているのか　ふたりの仲を
晴れて会える　その日まで
かくしておくれ　夜霧　夜霧♪

私　お、懐かしいですね。

僕等はいつも　そっと云うのさ

夜霧よ今夜もありがとう♪

Kさん　夜霧にだって感謝ですか。

私　その通り。何にでも感謝、感謝です。

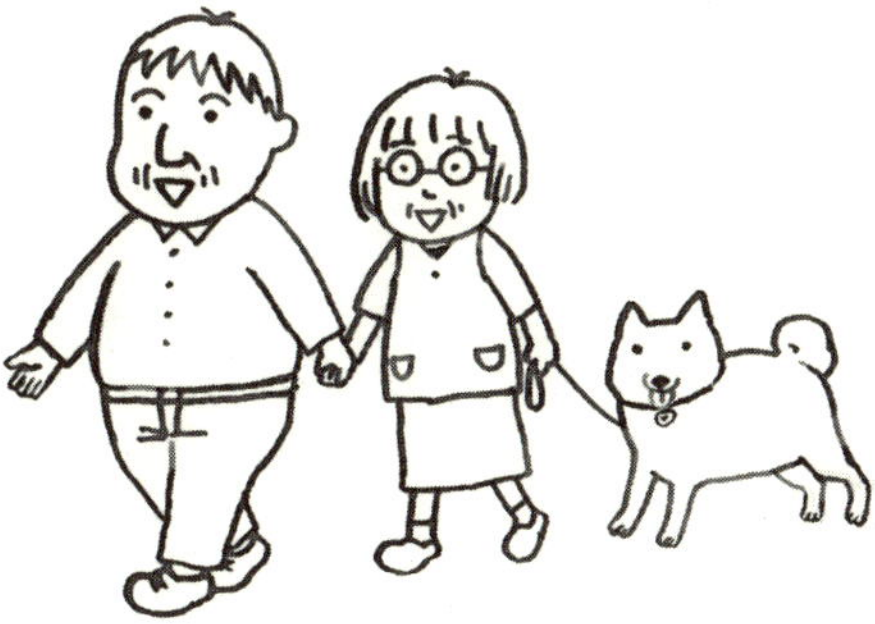

薬に頼らない生き方②

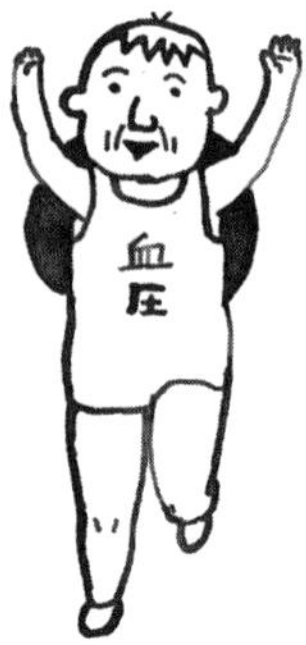

♨ 太ったままで薬を飲む矛盾

私　よく、太ったままで「血圧が高いんですけど、どうしたらいいですか」と騒ぐ人がいますね。

Kさん　それ、私のことですか。

私　いえいえ、そういう人が多いということです。

　太っていることをそのままにしておいて、血圧が高いから困るというのはちょっと矛盾していますよ。

Kさん　そうですか。

私　だって、太っていれば血圧が上がるのは当たり前ですからね。重たい体を動かすためには、体は血圧を上げなくてはいけないんです。薬で無理に下げたら動けなくなってしまいますよ。

Kさん　だから先生はいつも「血圧が気になるなら痩せなさい」って言うんですか。

私　そうです。太っている人は痩せないと駄目なのです。

減量は効果抜群です。高い血圧が見事に下がりますよ。
　ところが、血圧は気になるのに、体重は一向に気にかけないという人が多い。中年にもなれば、自動車のエンジンと同じように、体だって中古になってくるんです。もうだいぶガタのきているエンジンなのに、後ろの荷台には山のように荷物を積んでいたらどうなりますか。

Kさん　エンジンを吹かさないと走れませんね。

私　そう、走れないですよ。登り坂にさしかかったら大変です。ウーっと唸るほどアクセルを踏まなきゃならない。人間だって同じなの。
　荷物を積んだまま、つまり太ったままで血圧を下げようとするのは、山ほど荷物を積んで古いエンジンをブーブー吹かすようなものなんです。エンストするのも当然。脳出血だって起こします。まずは荷物を降ろしましょう。

Kさん　いやあ、そろそろ痩せないとなといつも思ってはいるんですがね。薬を飲めば血圧はそれなりに下がるものだから、つい頼っちゃうんですよね。すみません、意思が弱くて。

私　まあ、これは医師にも責任があるんでしょうね。**やはり減量するには、かなりの努力と苦痛が伴います。だから患者さんも医師もみんなが薬に頼ってしまう。でも、薬じゃいつまでたっても本当の解決は得られないんですよ。**

Kさん　やっぱり、痩せないとだめですか。どれぐらい減量すればいいのですか。

私　身長はいくつですか。

Kさん　168センチです。

私　では、「ボディマス指数」で計算してみましょうか。

Kさん　何ですか、それ。

私　ボディマス指数というのはBMI（Body Mass Index）といって、その人の体重と身長の関係から算出した、ヒトの肥満度を表す指数のことです。

たとえば身長160センチ・体重50キロの場合、160センチ＝1・6メートルとして、50÷（1・6×1・6）＝19・5となります。

日本肥満学会によると、このボディマス指数が22の場合が標準体重、25以上の場合を肥満、18・5未満である場合を痩せとしているんです。

あなたは身長が168センチですから、1・68×1・68×22＝62……つまり62キロが最適な体重ですね。

Kさん　え！　それじゃ10キロもオーバーじゃないですか。

私　まあ、そんなに厳密にしなくてもいいと思います。この計算式は世界共通ですが、肥満の判定基準は国によっていろいろなんです。それに最近では、身長ひく100くらいに考えれば良いと主張する学者もいますので。

Kさん　ということは、68キロか。だいぶ希望がもてますね。よーし、やってみるか。

私　一カ月に1キロ減らすぐらいのペースでいいと思いますよ。

♨ 腹八分目に医者いらず

私　ダイエットの方法にはいろいろありますが、まず確実に痩せる方法として考えられるのは、腹八分目に食べるということです。ほら、「腹八分目に医者いらず」って言うでしょう。あれは本当ですよ。学問的にもちゃんと実証されているんです。

Kさん　先生、それができれば苦労しませんよ。あれも食べたいこれも食べたいで、気づいたときにはいつもお腹いっぱいです。どうしたら満腹になる前に箸を置けるんでしょうかね。

私　人間、欲望に弱いものですね。目の前に美味しそうなものを出されると、お腹が空いてなくてもぺろりと食べてしまう。もうちょっと食べたいと思うところで「ごちそうさま」と言えるようになるには、自分を律する強さを身につけなきゃいけない。ま、修行のようなものです。

Kさん　そんな、とても私にはできませんよ。

私　いやいや、そう簡単にあきらめないで。習慣になってしまえば楽ですから。まずは第一歩として「よく噛む」ということをやってごらんなさい。

Kさん　よく噛む？　いつもちゃんと噛んでますけど……。

私　本当ですか？　試しに何回くらい噛んでいるか数えてみてください。私がよ、く、噛、ん、でというのは、少なくとも50回以上ですよ。ご飯がドロドロになるまでとことん噛むんです。

Kさん　でも、本当にそれだけで痩せますか。

私　ふふふ、それは実際におやりになれば納得しますよ。

それから、よく噛むという癖がついてくると、痩せるだけじゃなくて、他にもいろんな良いことが起こりますよ。

Kさん　良いことって、たとえばどんなことです？

私　まず、ぼけ防止につながる。よく噛むと脳の血管が広がって、脳に血液と一緒に栄養素が流れ込んでいくんです。そうすると脳は覚醒するから、ぼけ防止になるんです。

それから姿勢が良くなります。噛むためには顎《あご》の筋肉だけじゃなくて、首筋や胸、背中なんかの筋肉も使うんです。噛むことで、それらすべての筋肉が鍛えられるので、自然と美しい姿勢になっていくんですよ。

Kさん　へえ〜。すごいですね。
私　他にも、視力の回復につながるとか、発ガンを1〜2割おさえるという働きもあるんです。そのためにも早食いせずに、唾液と食べ物をよくからませることが大切です。
Kさん　とにかく一口50回噛めばいいんですよねっ。それなら私でもできそうだ。
私　でも、よく噛むって単純な行為ですけど、けっこう根性いりますから、あきらめずにがんばってくださいよ。「鶴《つる》のようにツルツル飲まず、亀《かめ》のようによく噛め噛め」ですよ！
Kさん　これから食事の前には、いつもその言葉を言ってから食べるようにします。
私　それから毎日体重計に乗るのもいいですね。体重が減ってなければ食べ過ぎなわけですから、食べる量を減らせばいいし、減っていればそのままの食事量でよいということが一目瞭然にわかります。これなら、わずらわしいカロリー計算をしなくてすみます。
Kさん　実に単純明快ですね。
私　そうそう、先日こんな方がいました。あなたのようにダイエットをしたい人でね、「先生、何を食べれば痩せるのでしょう」と聞くんです。私はあきれるのを通り越して笑ってしまいましたよ。

世の中「これさえ食べれば痩せる！」といった広告であふれています。でも、忘れないでください。食べなきゃ痩せる、食べれば太るんです。ぜひ食べる量を減らしてください。

Kさん　とほほ……。あっ、でも、食べても運動すればいいんじゃないですか？　たいていのスポーツ選手って痩せていますよね。

私　普通の人がする運動、つまり一日に30分や1時間散歩するぐらいでは痩せません。水泳にしたって水中ウォーキングにしたって同じです。30分運動しても、せいぜいお茶碗にご飯半分のエネルギーが減るくらいでしょう。

Kさん　そんなにちょっと⁉

私　運動で消費するエネルギーというのは、じつはごくわずかなのです。言いかえると、人間はごくわずかなエネルギーで動けてしまうのですよ。

もうずいぶん昔のお菓子ですが、グリコのキャラメルで、万歳をして走っている男の人の絵があったでしょう。

Kさん　ああ、ありましたね。「一粒300メートル」と書いてあるやつですよね。

私　いいですね、この話がわかる世代は。そうです。つまり言いかえれば、あの小さなキャラメルひとつで300メートルも走れてしまうのですよ。だから普通の人がちょっと運動をしたぐらいでは、そうそう痩せないんです。むしろ、キャラメル一粒を食べなければいい。

Kさん　運動だけじゃ痩せられないのかあ。

私　でもね、だから運動をしないというのは違いますよ。運動をしても無駄だと言っているのではないのです。運動は大切ですよ、ぜひやってください。

しっかり運動して、そのあと食べなければ、それは必ず痩せることができます。でもたいていの人は、運動したあと「あれだけ動いたんだから食べても大丈夫だ」と思ってしまうのです。これではいつまでたっても痩せることは難しい。

Kさん　もう一度、先生の書いた『お金いらずのダイエット』（地涌社）を読み直しますよ。

食べれば太る、食べなきゃ痩せる、ですね。当たり前のことだけど、なかなか難しい。

私　まったくです。

薬に頼らない生き方③

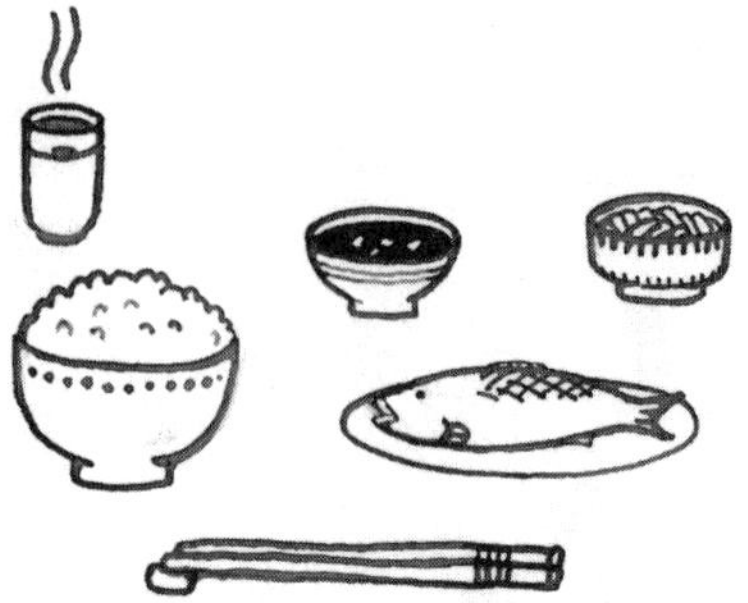

♨ 食事に気をつけよう

Kさん　ところで、血圧にはどんな食事がいいんですか。食べちゃいけないものはありますか。

私　これを食べれば大丈夫、あるいはこれさえ食べなきゃ大丈夫などという食べ物はありません。ただ、塩気の強い食事ばかりしないことは大切です。

Kさん　みそ汁や漬け物も駄目ですか。

私　とり過ぎなければ心配ありません。要はバランスなんです。健康食だって、そればっかり食べていたら病気になります。量次第で、薬は毒にもなり、毒も薬になるんです。
　それに最近では、高血圧の人すべてが、塩分の少ない食事が良いとは限らないと言う学者も出てきました。塩気を少なくした方が良いというのは、三人に一人くらいだそうです。ただ、やはりラーメンなど味の濃いものを毎日食べているような人は、気をつけた方がいいですね。

Kさん　好物に塩っ辛いものが多いんですよね。今後、とり過ぎには注意します。

私　塩はおいしいですからね。私も海苔の佃煮だけあれば、何もいらないと思うこともありますよ。塩鮭もおいしいですしね。でも、薄味の良さも発見しましょうね。

コンビニ弁当や外食をやめて、自分で料理を作るだけでもかなり塩分は抑えられますよ。

Kさん　そうします。しかし、最近はお店でもずいぶんと薄味になりましたね。スーパーでも減塩の味噌をよく見かけますよ。「塩分○%カット」なんていう梅干しも。

私　食塩のとり過ぎが良くないという考えが広まったんでしょうね。胃ガンが減ってきたのも、薄塩になってきたからだと言われています。冷蔵庫の普及に反比例して少なくなってます。

Kさん　保存食って、だいたい塩辛いですもんね。塩辛いもの以外に控えるものはありますか。

私　そうですねえ。客観的な観察や実験に根拠を求めている〝科学的な根拠のある医学（EBM:evidence-based medicine）〟から見ても、どういう食品が良くて、どういう食品が悪いという厳密なものって実はないんですよ。

ただ、私は経験上、植物性の食品、つまり野菜や果物が良いと知っていますが、それが具体的にどう良いのかまでは説明できません。言えることは、何でも腹八分目によく噛んで食べるということです。

♨こまめに動こう

Kさん　他に気をつけることはありますか。

私　人間もやはり動物ですから、動くことが大切です。動いて筋肉を動かし、血液の循環を良くするんです。ドイツの諺にこんなものがあります。

「牛乳を飲む人より、牛乳を配達する人の方が健康だ」

これは運動の大切さを的確に表した名言ですね。健康にとって、動くことは欠かせません。

Kさん　やはりまたスポーツを始めるかなあ。学生のときはよくやってたんですけどね。

私　必ずしもスポーツじゃなくてもいいですよ。運動靴を履いてスポーツウェアを着て何かするよりも、日常の生活の中で動けることを見つける方が長続きしますしね。

たとえば、車を使わずに歩いて買い物に行くとか、すぐにエスカレーターやエレベーターを使わずに階段を上るとかいうことです。それだけで立派な運動になります。階段を見つけたら、「お！　無料の健康器具が置いてあるな」とプラス思考で考えてください。

Kさん　階段が〝無料の健康器具〟ですか。それはいいですね。それではエスカレーターは、さしずめ〝死亡促進器具〟で、エレベーターなんか〝天国行きの直行便〟ですね。ハイ、10階。天国です！　なんてね。

私　ははは、そりゃ面白い。駄洒落ができましたね。
万歩計を付けてみるのもいいでしょう。少なくとも一日に5000歩は歩いてください。
ウォーキングは便秘解消や熟睡という効果もありますし、続けるうちに、血圧や体重もコントロールできるようになりますよ。まあ、私なんかは健康のためというより、歩けば歩くほど気分がすっきりするし、ご飯もおいしく食べられるから歩くんですけどね。

Kさん　ウォーキング、流行《はや》ってますよね。

私　流行り廃りに関係なく、もともと「歩く」という行為は、サルからヒトに進化して以来、みんなが実行してきたことなんですよ。今の人は歩かなすぎなんです。人間は怠け者ですから、いつも歩くことを意識しないといけませんよ。

Kさん　わかりました。でも、雨の日はどうします？　家の中じゃ無理でしょう。

私　そんなことはありません。家の中でだって立派に運動はできますよ。雨の日こそ、普段やらない家の大掃除をしてみてください。掃除機をかけて床をふく、台所やコンロのまわりをピカピカにする、お風呂場の壁を磨く……。これだけやるのに1時間はたっぷり体を動かすでしょう。運動しながら家もきれいになるんだから一石二鳥です。いや、奥さんも喜ぶでしょうから一石三鳥ですね。

Kさん　そいつは名案ですね。さっそく帰ったらやってみますよ。

私　家事は重労働ですからね。それでも足りなきゃ、テレビを見ながら足踏みをしたっていいし、玄関でぴょんぴょん跳んでもいい。家の中に階段があったら上り下りしてもいい。3分間もやったら汗をかきますよ。これも立派な運動です。

要はやる気なんです。雨が降ったから運動できないというのは言い訳ですね。いつでもどこでも、やろうとさえすれば運動はできますから。

Kさん　そうですね。雨の日に、ちょっと傘をさして散歩するのもおつなものですね。

♨ **骨休めをしよう**

私　それから忘れちゃいけないのが、休養です。体を休めることは、血圧を下げるのに大いに役立ちます。最近、ちゃんと休んでますか？

Kさん　うーん、毎日なにかと忙しくて、なかなか休めませんね。

私　仕事の合い間に一息つくってことは、みなさんが思っている以上に大切なことなんですよ。

最近、「骨休め」という言葉が気に入っているんです。いい言葉でしょう。2～3分ごろりと横になるだけでもいい。本当に「ああ、骨を休めているな」という気分になりますから。

スペインなんかでは「シエスタ（Siesta）」という昼寝が、生活習慣としてちゃんと社会的に認められているんですよ。昼ご飯のあと、みんなでごろんと横になって寝るわけです。

Kさん　はあ〜、すごいですね。日本じゃ想像つかないなあ。

私　日本では夜遅くまで仕事をすることが当たり前になっているでしょう。電気をつけて、昼間と同じ環境を人工的につくり上げてまで働いています。休めるのはほんのちょっと。

Kさん　大人だけじゃなく、子ども達もそうですね。学校が終われば、今度は夜遅くまで塾で勉強ですから。最終電車でランドセル姿の子を見かけることもありますよ。

私　子どもも楽じゃないですね。それから、老人も若者と同じように、いつまでも起きている人が多くなっていますよ。昔は太陽が沈んで暗くなったらさっさと寝たものですが。これでは体にいいわけないです。

とにかく疲れたら休む、これが原則です。疲れはストレスです。体はそのストレスと闘うために血圧を上げなければならない。だから血圧を上げたくないのなら、十分に睡眠をとって休むことです。

Kさん　仕事の合間にも、ちょっと息抜きですね。

私　そうです、休んでください。

♨楽しいことにお金を使おう

私　そしてタバコをやめて、酒もほどほどにする。

Kさん　とほほ……。タバコも酒もほどほどに、ですか。

私　タバコはほどほどにじゃないですよ。お酒はたしなみ程度に飲むのはいいですが、タバコはきっぱりとやめる。

タバコを吸うとね、ニコチンが血管を収縮させて、血圧を上げるホルモンの分泌を増やすんです。1～2本タバコを吸うだけで、10～20くらい血圧が高くなると言われています。きっぱり禁煙です。できますか？

Kさん　見くびってもらっちゃ困りますよ、先生。こう見えても私、何度も禁煙には成功してきたんですから！

私　何度も？　ということはつまり、何回も失敗したってことじゃないですか。

Kさん　ま、そういう見方もありますね。

私　タバコはやめた方がいいですよ。自分だけじゃなく周りの人のためにもならない。体にもお財布にもやさしくない。こういう不幸をつくり出すものにはお金を使わないことです。

海外ほどではないですが、日本もタバコの値段が高くなっているでしょう。

Kさん　おっしゃる通り。吸える場所もどんどん少なくなっていて肩身が狭いです。少しずつ減らそうかなと思ってはいるんですが……。

私　本数を少なくするのではなく、きっぱり断つんです。タバコを吸わないということを習慣にしてしまえば、あとが楽ですよ。

考えてもみてください。一日一箱のタバコをやめれば、一カ月で一万円が浮くでしょう。そのお金で温泉に行ってのんびりしたり、おいしいご飯を食べに行ったりできるじゃないですか。

Kさん　浮いたお金で「骨休み」ってわけですね。

でも考えてみたら、タバコをやめて酒もほどほどにしたら、健康になって高い医療費にかけるお金も少なくなるかもしれないですね。

私　当然です。**たいていの病気はね、間違った生活習慣を正せば治るんです。どうしてもという場合でない限り、すぐ医者や薬に頼るのは考えものですよ。**

みんなちょっと具合が悪くなると、すぐ薬を飲みたがる。やれコレステロールの薬だ、やれ血をさらさらにする薬だ、尿酸の薬だ、心臓の薬だって、なんだかんだで10種類くらい飲んでいる人もいるでしょう。

Kさん　そうですねえ。仲間と旅行に行くと面白いですよ。ご飯を食べ終わると、みんなごそごそと薬を取り出して飲むんです。そうするとそれは何の薬だ、これは何の薬だ、俺と同じだなんてひとしきり話が弾みますね。たくさん飲んでいる人が偉くなったりしてね。しまいには墓を買ったかどうかなんて話にまでなる。みんな寂しくて鬱々《うつうつ》となるんですよ。

私 まさに、「飲む、打つ、買う」ですね。

Kさん 何です？ その「のむ、うつ、かう」というのは。

私 大酒を飲んで、博打を打って、吉原に行く——つまりね、昔の男達が道楽のかぎりを尽くすことをそう言ったんです。でも、現代の「飲む、打つ、買う」は、「薬を飲んで、憂鬱《ゆううつ》になって、お墓を買う」ですよ。

Kさん ははは。言い得て妙ですね。それ、どこかで使わしてもらいましょう。

私 どうぞ使ってください。著作権はないですから。

ところで、あなたは一カ月に一度、診療所にいらっしゃいますが、一回でいくら窓口に払っていますか？

Kさん 検査がないときは、2500円くらいですかね。ここは薬が一種類なんで安いですが、薬を4種類も5種類も飲んでいる人はもっと高いですよ。

私 では、あなたの場合、医療費は月に2500円ですね。ということは年に3万円。10年で30万円。20年飲んだら60万円ですね。これが薬を4剤も5剤も飲んでいる人なら、20年で100万以上でしょう。一生涯なら200万にも300万にもなりますね。

Kさん　そんなにたくさん！　考えてみれば、なにかと医療費にお金を取られてますね。病院に行く交通費だって、往復500円だとしても……、年間で6000円！

私　年を取ると、なにかと医療費がかかりますよ。膝が痛いから整形外科に行ったり、白内障で眼科に行ったり、歯医者さんに行ったり。その上に大きな病気をしたら大変でしょう。

Kさん　本当ですよ。血圧だけならまだいいですが、他にもいろいろありますからね。コレステロール値が高いとか、骨粗鬆症が心配だとか、胃腸が弱くなってきたとか……。

私　そんなふうに心配すればきりがない。医療費は雪だるま式に膨らんでいくだけです。

それよりもストレスをとるためにお金を使ったらいかがです？　旅行に行ってのんびりするとか、落語を聞きに行っておもいっきり笑うとか、おしゃれをして気分を明るくするとか、そういうプラス思考になれることにお金を回す方が賢明だと思います。血圧を心配しないだけでも、相当の医療費が浮くんです。一生涯だったら100万円じゃききませんよ。

Kさん　はあ、そんなにたくさん！　こりゃ考え直さないと。

♨ 明るい未来への第一歩

私　薬の薬価差《やっかさ》というのを知っていますか？　私達医者は患者さんに薬を出すとき、問屋さんから仕入れたより少し高い値段で渡すことができるのです。

Kさん　八百屋さんが野菜を安く仕入れて、お客さんに少し高くして売るのと同じですか？

私　そうですね。しかしこの薬を出せば出すほど儲かるというシステムは、どうなんでしょう。本来、医療というのは儲けを出さなくてはいけないお店とは違うんです。この薬価差があると、必要のない薬をやたらと出す医師も出てくるんです。実際、「馬に食わせるほど」たくさん薬を出す医師もいますよ。

Kさん　それに合わせて飲んでたら、そのうち主食が薬みたいになっちゃいますね。

私　まさに「薬漬け医療」ですよ。薬を出せば出すほど利益が出るものだから、あなたみたいに薬が必要ない人にも、つい多く出してしまうんです。そして薬の飲み過ぎで病人が増える。悪循環です。高い医療費を払った上に病気にさせられてしまうんじゃ、たまらないでしょう。

Kさん　はい。元も子もないです。

私　みんなが血圧の薬を飲むのをやめるだけで、どれだけ日本の医療費は浮くでしょうか。

Kさん　そうなれば「医療費削減」なんて言わなくてもよくなりますね。

私　ええ。そして浮いたお金で、本当に医療の必要な人に手厚い医療をするべきなんですよ。そのためにもまず、私はこの薬価差をなくすべきだと考えているんです。

Kさん　そうしていただけると私達も助かりますよ。年金は少ないんですから。でも、それで病院の経営は成り立つんですか？

私　はい。きちんと初診料、再診料という「診察料」を引き上げれば大いに可能ですよ。**薬で利益を出すのではなく、医師のきちんとした技術料で利益が出るようにするんです。**

薬で儲けが出ないとなると、医者は必要最小限の薬しか出さなくなるし、患者さん達も飲まなくてもいい高い薬を買わされなくてすむ。

Kさん　なるほど！　良いことづくめじゃないですか。何で早くその「薬価差」ってのをなくさないんです？

私　残念ですが、それは製薬業界と医療界が黙っていないからでしょう。現在の日本の医療制度と資本主義制度が、この異常なまでの血圧心配症の人達を生み出してきたんですから。

Kさん　私もその一人だったわけだ……。

薬屋さんの利益も病院の利益も大切かもしれないけど、薬ばっかり売ることを考えないで、まず第一に国民の健康を考えてほしいです。

私　おっしゃる通りです。国民を薬漬けにして病人をつくっておきながら、「病人が多いから医療費を上げる」なんて堂々と言っているんですからひどいものです。

Kさん　でも、やっぱり私達がもっと賢くならなくちゃいけませんね。国まかせではいけない。だって薬を飲んで安心を買うにしろ、薬に頼らずに自分の生活習慣を正すにしろ、やはり最後は私が選択することですからね。

私　おお、Ｋさんいいこと言いますね。本当にその通りですよ。

　薬というのは必ず副作用があるし、その場しのぎで根本的な解決にはならないんです。一方、自分の生活態度を改めるのは大変だし、時間もかかるけれど、確実に心も体も良くなっていく。これだけはもう保証しますよ。

Kさん　先生、いろいろ考えさせていただきました。私も明日から薬をやめましょう！

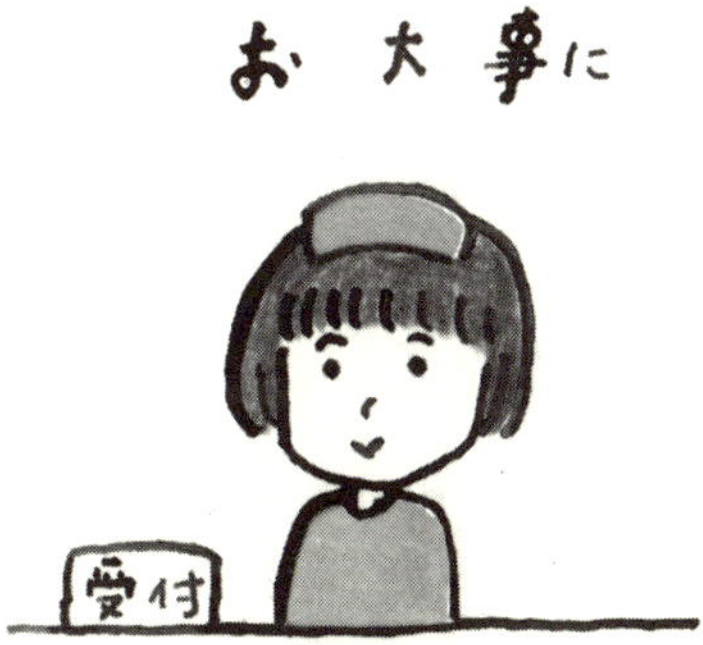
お大事に
受付

あとがき

おわかりになったでしょうか。

世の中が、血圧、血圧の大合唱のときに、さてどのように説明すれば理解してもらえるかと、ずいぶん考えました。そこで、私がいつも診察室で患者さんに説明しているような調子で書けばわかりやすいのではないかと思い、このような会話形式の本になりました。

私はプラス思考が一番の薬だと思っています。プラス思考がないと、体のちょっとした変化がいちいち気になり、すぐに医療機関を訪れるようになります。ちょっと鼻水が出るだけで不安、咳が出るだけで不安、風邪をひきでもしたら、肺炎になって死んでしまうのではないかと不安なのです。これはマイナス思考です。

人間の生命力は強いもので、ちょっとやそっとでは死にません。鼻水はティッシュでかめばいいのです。熱が出たらじっと寝ていれば、自然に熱は下がるのです。それなのに病院に行こうとする。行けばお金がかかるし、時間も無駄になります。鼻水くらいで病院に行こうとする〝心〟の方に問題があるのです。

世の中、決して良心的な医師だけではありません。残念ですが、そう言わざるを得ません。そういう医師から身を守るためにも、ちょっとのことではびくびくしない強い心を育んでください。物事を良い方に考えるという習慣をつけてください。

「人生は心ひとつのおきどころ。思い方考え方で人生の一切をよくもし悪くもする」

これは、私が高校生のときに感銘を受けた中村天風《なかむらてんぷう》氏の言葉です。物事を良い方に捉えること、強く思ったことは必ず現実するということ、そして、現在の自分の姿は自分の心がつくり出したものだということなど、天風氏の命に対する考え方、健康に対する考え方は、本書にも随所に織り込んで書いてあります。この本を通して、プラス思考で生きていくことの素晴らしさを、少しでも感じていただければ幸いです。

最後になりましたが、本の泉社の社長・比留川洋様、編集の山田真歩様、本当にお世話になりました。心より御礼申し上げます。

松本光正（まつもと・みつまさ）

1943年大阪生まれの東京育ち。1969年北海道大学医学部卒業後、医療生協浦和民主診療所勤務・所長を経て、1995年おおみや診療所所長に就任。

高校から大学時代にかけて中村天風の最晩年の弟子として指導を受け、以後、天風会の講師として活躍。

外来医療をこよなく愛す内科医。催眠医療や漢方薬を診療に取り入れる。趣味は野草観察や、神社仏閣名所旧跡巡り。大の温泉好き。

著書に『「健診病」にならないために』（日新報道）、『お金いらずのダイエット』（地湧社）など。


血圧心配症《けつあつしんぱいしょう》ですよ！

2008年9月29日　初　刷発行
2014年6月16日　第7刷発行

著者 ――――松本光正
発行人 ―――比留川 洋
発行所 ―――株式会社 本の泉社
〒113-0033 東京都文京区本郷2-25-6
電話：03-5800-8494　FAX：03-5800-5353
mail@honnoizumi.co.jp
http://www.honnoizumi.co.jp/
印刷・製本 ――音羽印刷株式会社
挿絵 ――――堀口よう子

ISBN978-4-7807-0397-9　C0047